아침 기도문

1. 사람을 만날 때마다 언제나 나 자신을 가장 미천한 사람으로 여기고 상대방을 최고의 존재로 여기게 하소서.

2. 나쁜 성격을 갖고 죄와 고통에 억눌린 존재를 볼 때면 마치 귀한 보석을 발견한 것처럼 그들을 귀하게 여기게 하소서

3. 다른 사람이 시기심으로 나를 욕하고 비난해도 나를 기쁜 마음으로 패배하게 하고 승리는 그들에게 주소서.

4. 내가 큰 희망을 갖고 도와 준 사람이 나를 심하게 해칠 때 그를 최고의 스승으로 여기게 하소서.

5. 나로 하여금 직접 또는 간접적으로 모든 이웃들에게 도움과 행복을 줄 수 있게 하소서.

6. 남들이 알지 못하게 모든 이웃의 불편함과 고통을 떠맡게 하소서.

달라이 라마 14대85세

우리 모두 그렇게 하기를 소원합니다.

암 쉽게 낫는다
양생선인 70명

養生仙人

네이처 셀 라이트
nature cell light

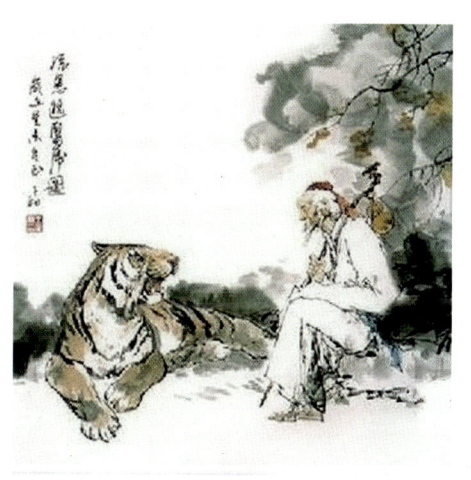

약왕 손사막 孫思邈
약상진인, 동양 최고의 의술가, 도인
노자, 장자, 불교에 심취하였다.
141세까지 선유仙游하였다고 함
100세에 189분야 2,900종류 처방의 천금익방 저술

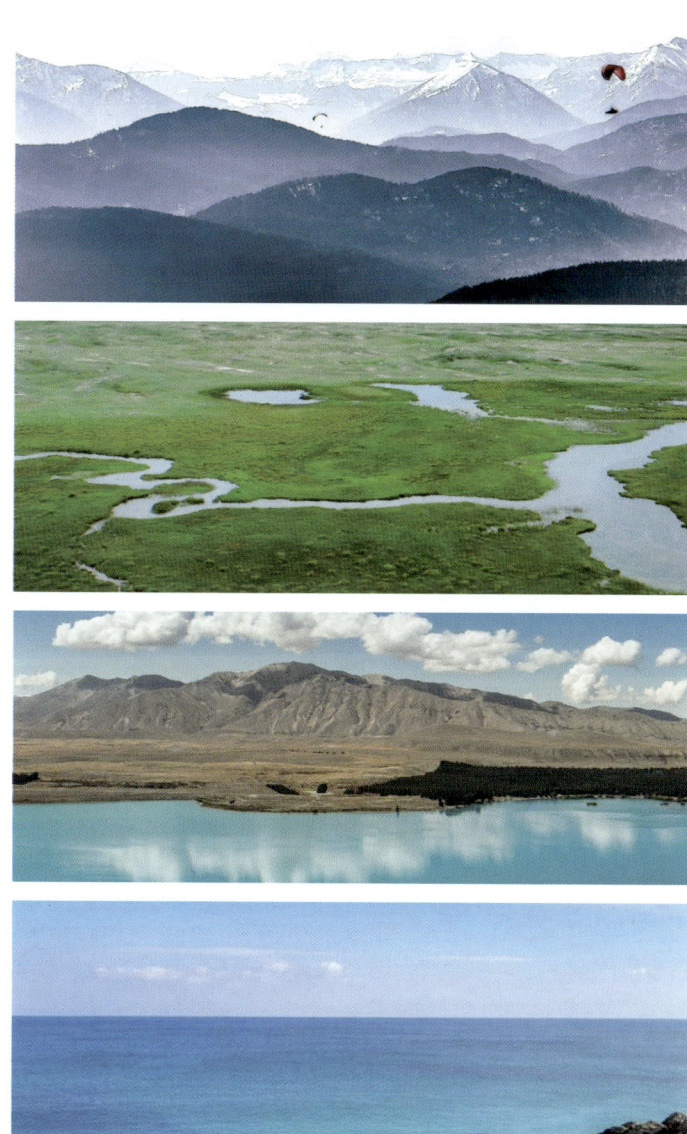

장수의 보약들이 숨 쉬는
산, 들, 강, 바다

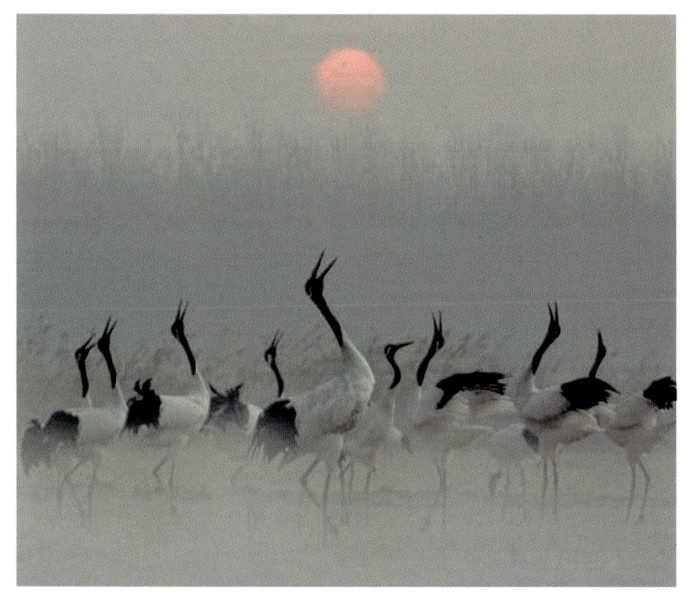

몸이 가벼워 장수하는 학

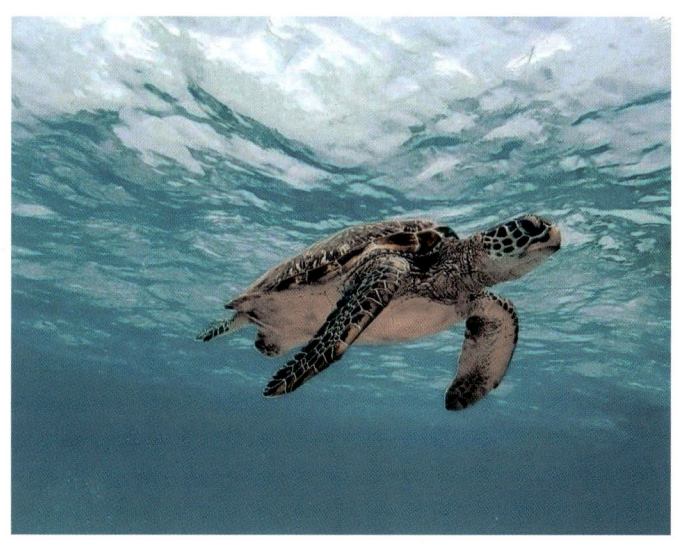

숨을 길게 쉬어 몇백년을 살아가는 거북

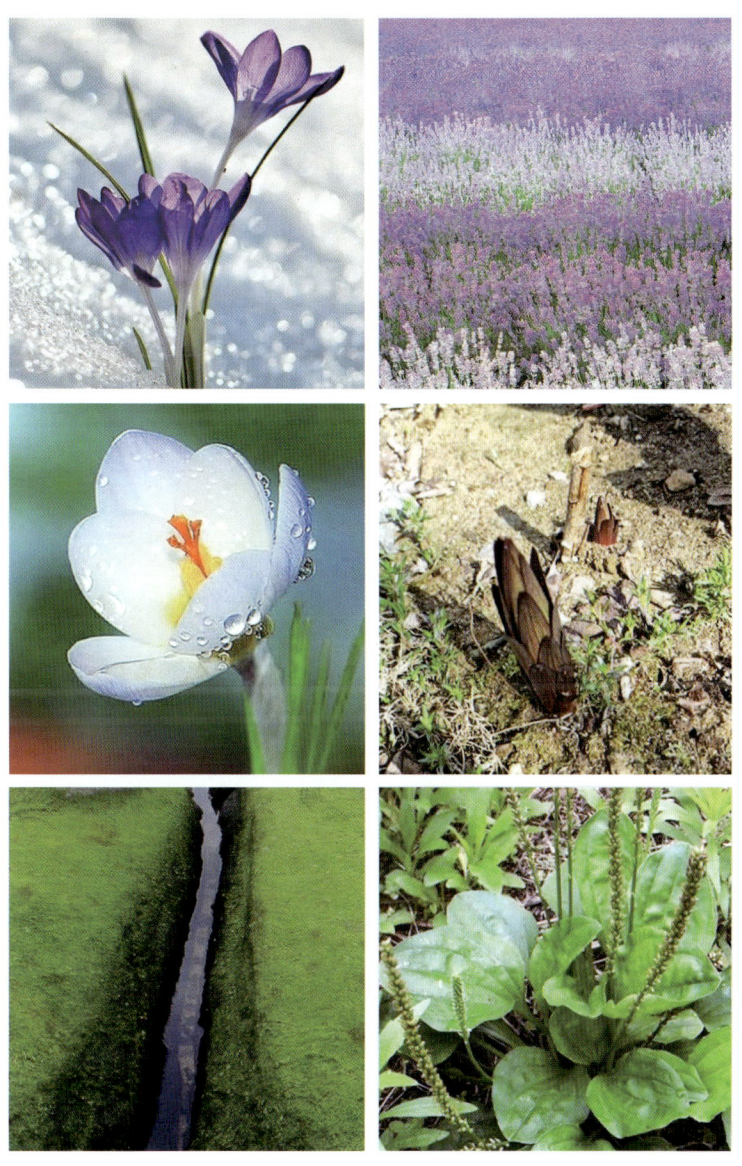

길 가의 풀이 1,000종류 이상의 성분을 함유하고 있다.
골라 쓰고 법제하여 신비한 약성을 빚어낼 수 있다.
이름 모를 풀이 이름 모를 병을 치료하기도 한다.

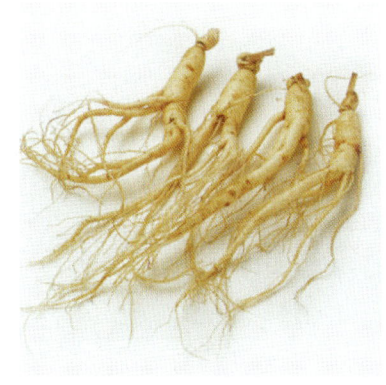
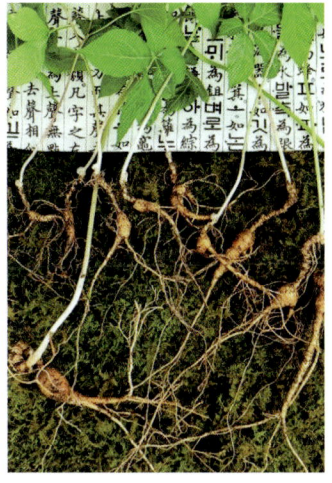

100년된 지리산 산삼
2022년 5월 채취

인삼, 산삼, 녹용
기력 생성으로 면역력이
높아져 질병이 치유된다.

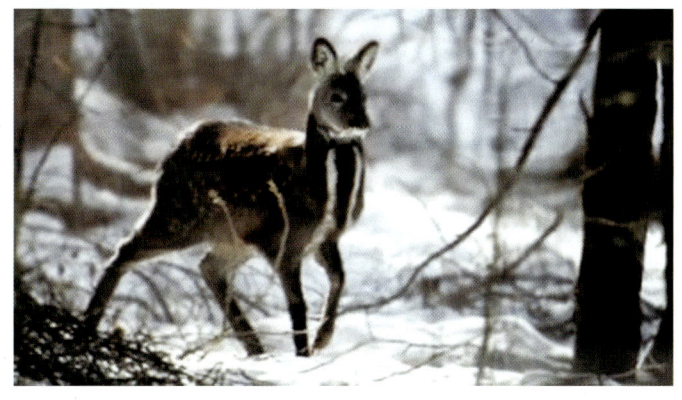

3억원을 호가하는 사향노루
깊은 산 이름 모를 풀의 효능에 미치지 못한다.

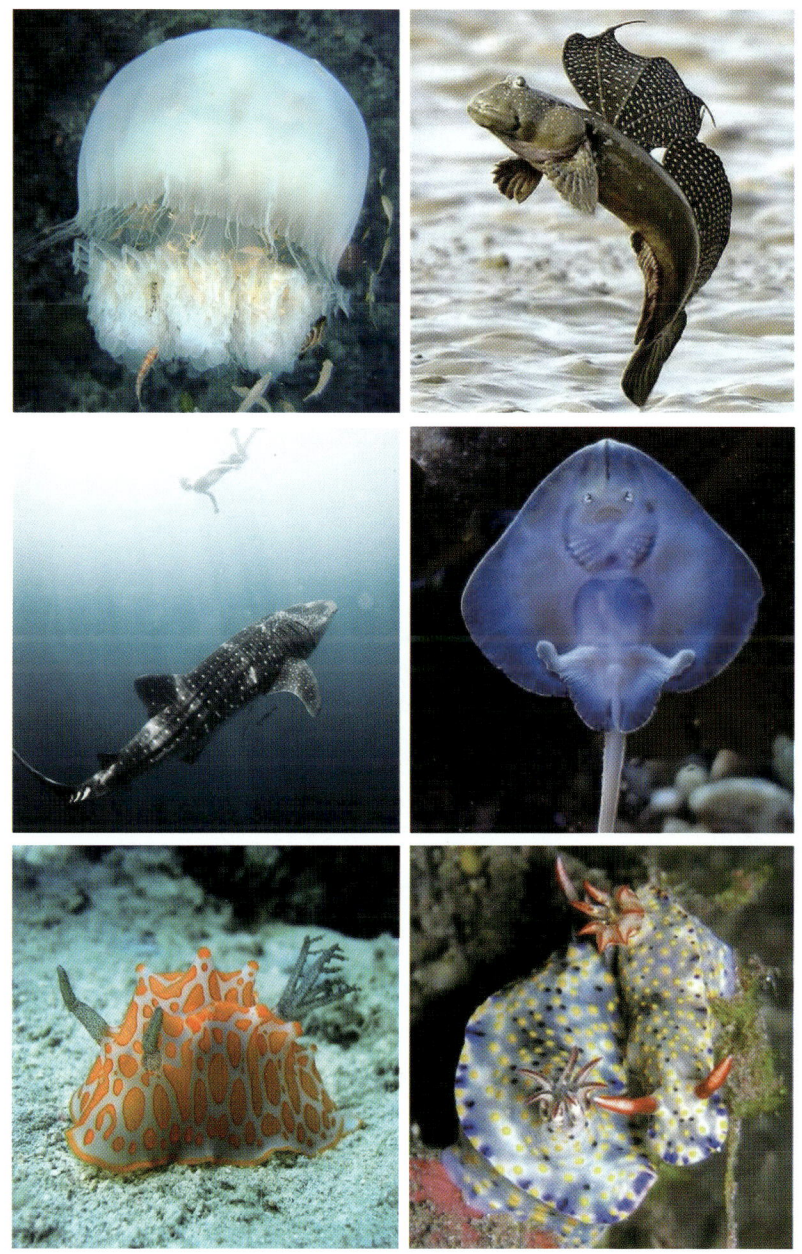

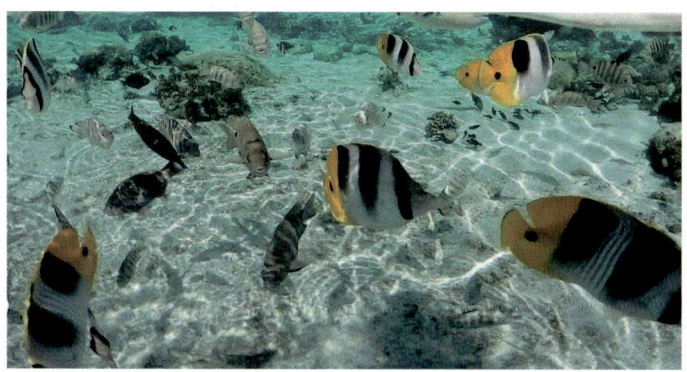
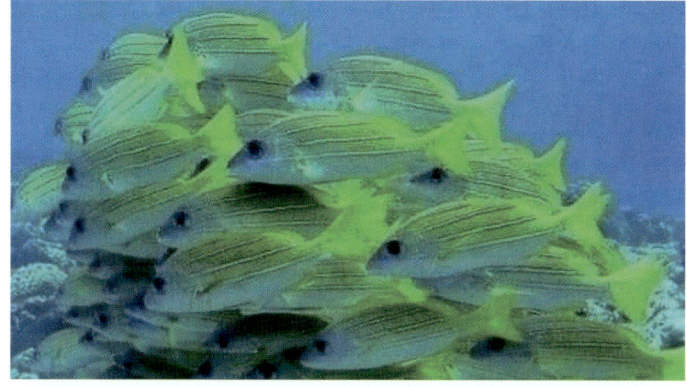
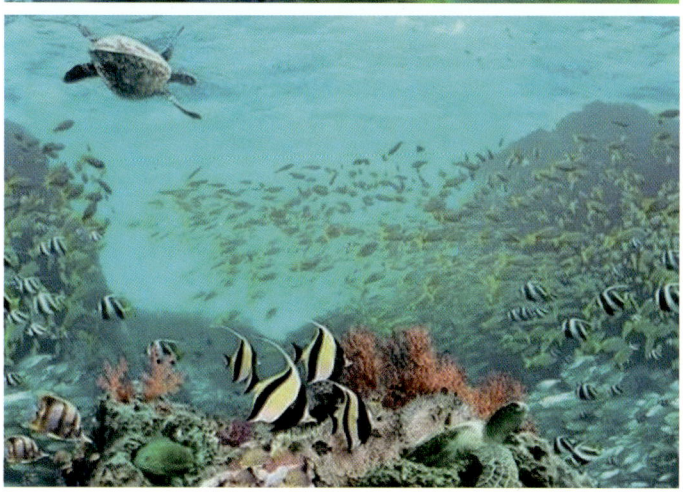

시작하는 말

**똑같은 질병으로
재벌들과 세계의 인물들은 살아나지 못하였고
한국의 보통사람들은 간단하게 살아났다.**

인류의 소망이었던 불로장생.
수명이 현대에 들어와 갑자기 늘어나면서 인류 역사 이래 최고의 장수시대가 열리고 있다.

다른 한편으로는 의과학이 발전해 오는 반면에 아직도 수많은 난치 불치의 질병들이 새로이 나타나 이를 해결해야 되는 인류사적인 문제들이 대두되고 있다.

한국에서 70세 여성이 췌장암 말기 시한부 2개월 선고를 받았으나, 한국의 산야초목 자연영양 식이요법을 하고 바로 그 날 한 시간도 되지 않아 끄떡없이 좋아졌으며, 7일 만에 종양 크기가 확 줄어들었고, 암 표지자 수치도 대폭 떨어졌으며 한 달이 지나자 췌장암으로 인한 통증 등 불편한 자각 증상이 모두 없어졌다고 하였다.

서울 강남의 유명한 대학병원의 간, 담, 췌장암 담당 교수는 그 동안 수천 명의 환자들을 보아 왔지만 이제까지 이런 일은 없었다고 놀라워했다고 한다.

스티브 잡스는 췌장암을 치료하기 위하여 미국에서 첨단 의료술로 수술을 받았다. 그러나 최신 최고의 의술도 짧은 기간의 미봉책에 불과하여 5년 만에 암이 재발하고 간이식 수술까지 받고 다시 스위스로 날아가 핵의학 치료를 받았다. 그사이 약초요법까지 두루 찾아나서는 등 필사의 노력을 다 하였으나 허사였다.

울산의 64세 담도암 여성은 황달이 심하여 담도에 튜브를 끼워 배 밖으로 담즙을 강제로 배출시켜야 우선 생존이라도 가능했다. 하루하루가 위험의 시간이었지만 산야초목의 자연영양 식이요법 2일 만에 상태가 좋아져 곧 바로 퇴원했다.

울산의 여성보다도 상황이 비교적 양호했던 한 대기업의 사모님은 한국의 대형 종합병원이 있음에도 담도암으로 미국까지 치료를 받으러 갔지만 안타깝게도 먼 미국 시카고에서 운명을 달리 하였다.

한국에서 대장 폴립으로 마음고생이 심하였던 40대 남성은 산야초목의 자연영양 식이요법을 한지 20일 만에 수술을 받지 아니하고 대장 폴립이 모두 소멸되었고, 폴립에 따른 불편했던 증상이 모두 사라졌다.

미국의 레이건 전 대통령은 대장암 전단계로 알려진 대장 폴립을 제거하는 수술을 받았으나 다시 재발되어 2차 수술을 받았다.
대장폴립 수술의 합병증과 약물에 의한 부작용으로 원인이 추정될 수가 있을 알츠하이머병이 발병하여 회복을 하지 못하고 비운의 일생을 마감하였다.

계룡산의 80세 할머니는 파킨슨병으로 10년 간을 자리에 누워 대소변을 받아내었으나 산야초목의 자연영양 식이요법 7일 아침에 혼자 걸어 화장실을 갔으며, 그 후 혼자 스스로 걸어 외출을 하였다.

파킨슨병으로 현존하는 최고의 의료술로 보살핌을 받았을 교황 바오로 6세는 끝내 회복을 하지 못하고 고통스러운 임종을 맞이하였다.
권투선수 무하마드 알리도 그렇게 불편한 삶을 살다 떠나갔다.

사람들이 중병에 걸리면 의사들을 비롯하여 주변 사람들이 마음을 우선 굳게 편히 가지라고 조언들을 한다.
그냥 마음을 편히 가지려고 하여도 아무런 변화도 없고 몸은 불편함 그대로인데 그냥 편히 갖기는 쉬운 일이 아니다.

마음을 편히 가지려면 올바른 판단과 이성을 가져야 한다.

올바른 이성을 가지려면 올바른 철학이나 합리적인 사상과 세상일에 대한 정확한 정보를 접해야 할 것이다.

병도 그러하고, 마음도 그러하고, 세상 모든 일은 상식에서 보면 쉽게 이해가 된다.

이론도 버리고 전문 지식도 떠나
상식으로 돌아가자.
자연으로 돌아가자.

상수上壽 100세도 넘어, 황수皇壽 110세도 넘어 일하면서 즐겁고 건강하게 살아가자.

저자 정세영

차 례

제1편 자연영양 건강요법

산야초목 자연영양식품 섭취결과 요약과 가능성 • 37

자연을 보호하며, 건강을 위하며 • 43

자연의 미묘한 신비 • 45
성분인가? 소재인가?

성분의 효능과 비술, 비방 • 51

산야초목 자연영양식품의 영양 • 54

자연에서 나오는 산야초목의 자연영양 섭취결과들 • 57

췌장암 시한부 2개월 • 59
자연영양식품 1봉 먹고 바로 끄떡없어
7일 후 검사 유명 대학병원 수천명 암치료 결과
이런 일은 처음이라고 다른 시술의사는 기적이 일어났다고

담도암 담즙호스 황달 • 62
위기의 64세 여성 자연영양식품 2일 만에 퇴원

한 봉지 먹고 • 64
늘어져 있던 췌장암 환자 방싯방싯 손을 흔들며 걸어오고

힘없던 난소암 말기 환자 얼굴이 상기되어 기운이 나고

3일에 2번 쓰러진 뇌경색 · 66
자연영양 섭취 10일 다시 택시 운전

호랑이 새끼보 고아 먹었다는 84세 할머니 회장 · 67
신부전 등 19가지의 난치 질환들이 한 번에 해결되었다고

교황 바오로 6세가 임종까지 고통받았던 파킨슨병 · 69
계룡산 81세 할머니 10년 누워 지내다 7일 만에 혼자 걸어

파킨슨여성 며칠새 좋아지다 · 70

60대 후반 목사님 사모님께서 · 71
야밤에 봄기운 솟아 목사님께 등반을

식은 땀 30년, 잃어버린 성력 20년 · 73
보름만에 강한 남자가 되다

불가능하다는 신장 콩팥 기능의 회복 · 75
하룻 만에 며칠 만에 콩팥 기능이 정상의 길로

간암, 위암, 폐암 · 담도암에 황달 · 77
병원에서는 장례준비하라고

난소암, 폐암, 임파선암 · 79
온 몸 전이 간병인의 기쁨

사혈 자연 요법가의 위암 아내 산삼 약침 주사, • 81
옻나무 추출 요법, 면역 요법으로도 위중해서

대학병원 의사들이 환호하다 • 83
임종 직전 폐암 환자 하룻만에 무균실에서

61세 유방암 말기 여성 • 85
척추, 간 등 온 몸에 전이 되었으나

대장암 말기 • 86
암세포가 없어지고 새로운 세포가 생긴거냐?
암세포가 정상세포로 변한거냐?

중풍 후유증, 비염의 태극권 수지침 전문가 • 88
섭취 20일 몸도 정신도 개운, 아기 피부 같이

미파열 뇌동맥류 50대 여성 • 91
단기간에

84세 할머니 치매가 좋아졌어요 • 92

공황장애 식당운영 처제 • 93
병원에서 고통받다 며칠사이 정상으로

치과 의사, 뇌경색 걱정을 덜다 • 94

류마티스 관절염이 하루 사이에 • 95

유방암 수술 림프절 13개 절제 • 97
퉁퉁 부어 감은 압박 붕대

폐암 말기, 위암 출혈, 통증-호전 불가능하다는 • 98

담도암, 담낭, 간, 임파선암 • 100
바로 통증 호전, 엄청난 숙변

침 뜸 부항 요법 실력을 갖춘 목사님의 SOS • 101

병원 약국을 운영하면서도 어려웠던 피로가 10일 만에 • 102

신앙 생활 40년의 만신창이 몸이 • 103

세 모녀의 13가지 질병들이 10일 만에 요실금, 냉, • 104
냄새, 생리통, 허리통증, 화농성여드름, 소화불량, 피로 등

남편과 자식 곁을 떠나 30년 • 106

신장결석이 녹아 없어졌다 • 108

갑상선암 수술 후유증, 퇴행성 관절염, 신장기능 • 110
간단히 좋아져. 여성
13년 고통스러운 호흡기 장애 10여일에 모두 졸업하다. 남성

3년 누워 있었던 갑상선 이상 3일째에 일어나 일하다 • 112
시동생도 10년 비염의 끝을 보다

20년 갑상선기능항진 섭취 10일만에 • 114
콜레스테롤 수치도 떨어지고

60년 비염이 10여일에 해결되다 • 116
67세, 76세 남성

비염으로 고생하던 비구니 스님들 • 118

30년 산장의 여인 마음과 몸이 풀려 • 119

40대 여성의 서프라이즈 • 120

시골 목사님의 감사 인사 • 121

특허청 의약품 심사관도 원기가 솟고 • 122

한의원 3대째, 세상을 다시 살다 • 123
당뇨 수치도 떨어지고

얼굴이 작아졌다고 좋아하는 일본 여성 • 125

40세 처녀 얼굴의 비지가 하룻밤 사이에 • 127

여대생 여드름이 7일 만에 미인으로 • 129

위암이라고 유언한 위궤양 • 130

생리불순이 잡혀 기분이 좋다고 • 132

17년 자궁병이 며칠 만에 • 133

간경화 20년, 강한 남자가 되다 • 134

상하이 푸단 대학 항암 부작용 단기간에 • 136

강남의 한의사 부친, 암 출혈이 잡히다 • 1387

7년 사이 폐암, 담관암, 직장암, 뼈암, 척추암 4회 재발 • 139
한 달 만에 간증하겠다고

췌장암 말기 20일 만에 • 141
장례식장에서 8시간을 앉아 문상을

췌장암 말기, 40일 만에 정상인으로 • 143

간 혹 4개가 한 달 만에 소멸 • 144

호스피스 병동에서 위암 말기 환자가 걸어서 퇴원하다 • 146

수년 째 불면증 바로 잘 자다 • 148

척추수술 원로목사 사모 • 149
기운 넘치고 밥을 더 먹다

코로나, 코비드19 • 150
며칠사이에 좋아지다

70대 남성이 코로나 증상이 소멸되었다 • 151

코로나 백신 부작용에서 바로 좋아지다 • 152

제2편 자연영양식품의 영양 섭취 결과

산야초목 자연영양식품의 영양 섭취 결과 나타난 사실들

1. 뇌졸중, 중풍, 파킨슨병 • 157
2. 신장 기능 • 161
3. 간기능, 황달 • 164
4. 비염 • 166
5. 갑상선 기능 이상 • 168
6. 류마티스 관절염 • 170
7. 족저근막염 • 172
8. 요실금 • 173
9. 암, 말기암 • 175
   암과 난치병에 대한 사회적 현실
   암과 암치료의 현실 • 178

   CT, 조영제, 항암의 진실과 대처 • 182
      CT 촬영의 위험성 • 182
      조영제 부작용 • 185

   현존의학의 치료 • 187
      수술 • 187
      항암 치료 • 189

　　　　a. 화학 항암제 • 191　b. 표적 항암제 • 191
　　　　c. 면역 항암제 • 192

방사선 치료 받아야 할까, 말아야 할까 • 196

중입자 치료기 HIMAC • 207

하이푸 시술 High Intensity Focused Ultrasound • 209

고주파 열 치료 Radiofrequency Ablation • 211

식욕 촉진제와 기력 회복 및 이뇨제 • 213

비타민 C • 215

포도당 葡萄糖, glucose • 218

암에 대한 대처 • 220

말기암의 대처 자세 • 225

의학 밖의 여러 가지 건강 증진 및 치료법 • 238

식품 영양학, 미국의 추세와 한의학 • 242

민간요법 • 243

한의학 • 246

침 鍼 • 251

뜸, 구 灸 • 253

찜질 • 254

안마 • 255

부항 附缸, cupping, 사혈 瀉血, venesection • 256

단식 fasting • 257

기 치료 • 261

여타치료 • 263

제3편 무병장수의 길
학처럼 거북처럼

장수 수명의 열쇠, 텔로미어 • 267

산야초목 자연영양 섭취의 결과가 가르쳐 주는 지혜 • 273

무병 장수의 길 • 288

마라톤 돌연사와 복상사의 원인 • 317

제4편 영양식품 군

1. 일반식품, 약초식품별 효능과 한의약 품별 효능 • 321

2. 먹을 수록 인체에 해로운 식품 • 344

제1편

자연영양 건강요법

산야초목 자연영양식품 섭취결과 요약과 가능성

산야초목 천연물식품을 섭취한 후 동시에 나타난 70여 가지에 이르는 호전된 사실들과 가능성을 요약하면 다음과 같다.

모두 대학병원 검사서와 환자, 가족들의 인증서나 확인서, 구술, 섭취사실들에 근거하여 표시하는 내용들이다.

이러한 사실들은 휴게음식점에서 제조한 한가지의 제품만을 섭취한 후 동시에 나타난 여러 가지 효과들이다.

아울러 다시 한 번 이러한 효과사실들에 대하여 임상이나 검증이 필요하다면 언제든지 즉시 이를 이행할 수 있다.

요약하면 다음과 같다.

1. 암 종양이 소멸되었다.
   국립암센터 검사서, 대학병원 진단서 등
2. 암 통증 소멸.
3. 암 출혈 중지.
4. 항암 부작용 소멸, 백혈구 수치 신속회복.
   구토, 메스꺼움, 손발저림, 식욕부진, 기력저하, 불면증 등
   섭취 후 30분 가량 지나면 통증완화 호전 등 대부분 자각.
5. 림프절 항암 부은 몸 빠지다.
6. 암 수치가 떨어졌다.
7. 갑상선암, 위암, 폐암, 유방암, 담도암, 췌장암, 간암, 대장암, 자궁암, 방광암 등.

8. 갑상선암 수술 후 상시 먹는 약 끊고, 기력 상승.

9. 파킨슨병 단기간 호전.
   파킨슨이나 뇌졸중, 치매는 섭취 후
   30분 정도 경과하면 손놀림, 어눌한 말투 등에서 좋아지는 상황들이 나타났음.

10. 중풍, 뇌졸중, 뇌경색 호전.

11. 치매 호전.

12. 루게릭병 호전.
    걸어다니거나 움직일 수 있는 발병단계나 진행단계의 경우에 효과가 좋았다.
    관련 신체기관이 삭아 아예 소실되었을 것으로 생각되는, 누워있는 상태는 어려웠음.

13. 공황장애 호전.
    단기간에 호전

14. 혈압 수치 저하.

15. 당뇨 수치 저하.

16. 혈액 정화.
    콜레스테롤 수치 저하, 혈소판, 백혈구, 적혈구 수치 호전.

17. 역류성식도염, 위염, 위궤양 호전.

18. 위출혈 장출혈 호전.

19. 간기능, 간경화 호전.
    got, gpt 수치 호전.

20. 황달 호전, 퇴원.
    bilirubin 수치 호전.
21. 복수 호전.
22. 신장 기능 호전.
    단기간에 creatine, bun, gfr 수치 호전.
23. 60년 비염, 10년 비염 호전.
24. 정력 증강.
25. 폐 섬유화 호전.
26. 해수 12년, 기침 2시간 고통 완치.
27. 숨가쁨 소멸.
28. 수년 동안 잠 못이룸 당일 숙면.
29. 수두 볼거리 소멸.
30. 코로나 호전.
31. 코로나 백신 혈전생성, 두통 등 소멸. 무료제공
    29, 30, 31의 경우는 바이러스 특성상,
    1회나 2회 섭취로 해결이 쉬운편이었다.
    특별한 변화가 없는 한 앞으로도 백신 부작용에 대하여는
    소량으로 무료 제공할 계획입니다.
32. 옻 부작용 소멸.
33. 대상포진 호전.
34. 갑상선기능 항진, 저하 호전.
35. 부인병, 냉 대하 냄새 소멸.

36. 요실금 호전.

37. 생리통 소멸.

38. 흑색 여드름, 얼굴 비지 소멸.

39. 수족 냉증 해소.

40. 숙변, 통변.

41. 얼굴 크기와 허리 둘레가 작아졌다.
신장기능과 간기능이 좋아지면 필요없는 살이 빠짐.
약물 독성으로 인한 부은 몸도 해독이 되면 살이 빠짐

42. 척추수술 후 통증, 기력저하, 식욕부진 해소

43. 족저근막염 호전.

44. 신장결석 통증 소멸.

45. 류마티스 관절염 호전.

46. 퇴행성 관절염 호전.

47 통풍.

48. 골다공증 골밀도 호전.

49. 눈 뻑뻑한 안구 건조 등 호전.

50. 눈 상태 맑음.

51. 이명 호전.

52. 풍치 호전.

53. 명치 통증 소멸.

54. 기력 상승.

55. 식욕 상승

56. 30년 식은 땀 호전.

57. 단단한 거친 뱃가죽 부드러워졌음.
58. 불편했던 팔 돌리기 호전.

59. 기력 쇠진으로 굽었던 허리가 펴지다.
60. 서 있는 자세, 걸음걸이 등이 날렵하고 경쾌해지다.
61. 눈에 힘이 보이는 총기가 서리다.

62. 목소리의 톤이 맑고 저절로 강해지다.
63. 두뇌가 맑고 편해지다.
   대학입시나 고시를 준비하는 사람들의 기억력에 도움을 줄 수 있다.

위의 내용들은 식품 표시광고법 제3조 제1항 별표1의 1항, 3항, 비고(효과 가능성 표시)에 의거하고, 다시 식의약처 면담 확인 후 표시한 내용들입니다.
세상에서 일어나는 모든 일들에 대하여 100%라고 단정할 수 없듯이 위의 경우도 대부분의 경우에 있었던 사실들과 가능성을 표시한 것입니다.

위의 섭취결과들은 예를 들어 이해하면 산야초목 천연물 한가지만 섭취하여 갑상선암과 파킨슨병, 중풍, 기력상승 등이 동시에 호전될 수 있음을 나타내고 있는 것이다.
   외국의 특정 국가원수에게 대사관을 경유하여 보낸 메일의 내용이기도 합니다.

의료적으로는 한가지의 질병에 대하여는 한가지의 질병으로 치료행위를 하고 다수의 질병에 대하여는 복잡한 다수의 치료 처방을 하여야 하나 식품섭취 행위인 산야초목 천연물 영양섭취의 결과는 단순한 한가지 제품의 섭취로 동시에 다수의 질병들이 호전되었음을 보여주고 있다.

부작용은 아예 없으며 식품 원리상 부작용은 발생할 수가 없다.

이렇게 자연영양 천연물을 섭취한 결과들을 자료로 하여 의료적으로 치유가 어려운 난치 질환들에 대하여 생명과학이나 의약품 산업에 응용할 수가 있을 것이며, 병원이나 요양원에서 영양 건강식품으로 활용할 수 있을 것이며, 가정적으로는 100세 장수 건강에 기여를 할 수 있을 것이다.

자연을 보호하며, 건강을 위하며

사람들은 건강을 위하여 금보다 비싸다는 히말라야 동충하초, 야차굼바를 찾아 숨 막히는 고산지대를 헤매고, 3억원을 주고도 사기 어려운 사향노루를 구하려고 하며,
간에 좋다는 웅담을 비싼 논을 주고라도 먹으려 하고, 백년도 더 오래된 산삼을 먹고 싶어 한다.

이렇게 구하기 어렵고 값이 비싼 자연의 천연물을 구하려고 하는 이유는 이들 천연물들이 의약으로는 기대할 수 없는 약리적 효능을 갖이고 있기 때문이다.
이들 귀한 천연물질들을 찾는 사람들은 의약으로 치료가 어려운 질병에 걸렸거나 건강이 매우 급한 사람들이다.

야차굼바가 암에 좋다고 하나 종양억제율이 80%라고 하니 다른 항암치료제에 비하여 특별히 더 훌륭한 효과가 있는 것도 아니며, 사향노루의 사향이 중풍이나 뇌줄중에 효과가 있다고 하나 생각하는 것 만큼 온전하게 치료가 되는 것도 아니며,
웅담의 효능이 위급한 황달을 구했다는 이야기도 없다.

백년도 넘은 산삼이 기력에 도움은 되나 여러 불치, 난치병을 해결하는 것도 아니다.

모두 구하기 어렵고 값이 비싸나 이것들을 찾는 이유는 의료적인 면에서 실망하였기 때문이라는 것은 이해가 되는 일이다.
중국에서는 호식가들이 살아있는 원숭이를 묶고 머리를 깨어 원

숭이 골을 먹는 비싼 음식이 있으며, 심지어는 공공연히 영아탕嬰兒湯이라고 하여 갓난 어린 아이를 탕으로 끓여 보신을 소개하는 경우들도 있다.

다른 나라에서도 중국의 영향을 받아 태반을 이용한 주사나 약품이 판매되고 있음을 볼 수가 있다.

민간에서 간혹 고칠 수 없는 암을 낫기 위하여 화장터에서 사람의 뼛가루를 구하였다는 이야기들도 있다.

이러한 필사적인 노력에도 불구하고 영아탕을 먹고, 뼛가루를 먹고 암을 나았다는 이야기는 들어본 적이 없다.

소가 소를 먹으면 광우병이 생기듯이 사람이 사람의 물질을 먹으면 바라던 암은 낫지 아니하고 광인병狂人病이 생길 것이다.

산야초목 천연물질을 잘 이용한다면
고산지대를 파헤쳐 야차쿰바의 씨를 마르게 하고,
귀한 사향노루를 죽여 천연자원을 훼손하는 일이 없이,
쇠창살에 가두어 곰을 괴롭히는 죄악을 범하지 아니하고도,
더 효과가 좋게 난치병을 호전시킬 수가 있을 것이다.
비싼 산삼을 먹지 않고도 기력이 더 높고 더 광범위한 건강과 장수의 혜택을 기대할 수가 있을 것이다.

우리는 바로 앞의 장에서 이러한 자연의 천연물질들이 히말라야 황금 동충하초나 사향노루, 웅담, 산삼 보다도 훨씬 광범위하고 즉각적인 효능을 보였음을 확인하였다.

자연의 미묘한 신비
성분인가? 소재인가?

길가의 땅에 뿌리를 내리고 있는 하찮은 풀이 성분 분석을 하면 보통 1,000가지 이상에서 1,500가지에 이르는 성분으로 이루어져 있다.

성분 마다 서로 다른 작용을 하는 것이니 잡초라도 보통 1,000가지 이상의 효능이 있는 것이다.

날마다 마시는 커피의 성분으로 누구나 카페인을 알고 있다.
커피의 카페인은 각성작용을 하여 잠을 오지 않게 한다고 알고 있으며 또 커피는 이뇨작용을 하여 다이어트에도 일정 효과가 있다고 알고 있다.

누구에게라도 커피의 성분을 물어보면 다당류, 지질, 유기아미노산, 단백질, 무기질, 탄닌, 카페인 등 몇 가지의 성분까지는 답변이 가능하다.

일반적으로 사람들은 커피의 10여 가지의 성분이 작용하는 효능만을 가지고 커피가 가지고 있는 1,000가지 이상의 효능을 전부 파악하고 있는 것처럼 이야기한다.

모든 식용식물이나 약성식물의 효능에 대하여도 모두 다 커피에 대하여 이해하고 있듯이 그러한 선입감과 생각으로 이해를 하고 있다.

1,000여 가지의 성분 중 10 가지면 1%이며 1%의 지식으로 100% 다 알고 있는 것처럼 이야기 하는 것이다.

직업적이거나 학문적 지식이 있다는 사람들은 어느 식물이나 제품이 어떤 질병에 효과가 있었다고 하면 그 식물이나 제품의 어떤 성분이 어떤 작용을 하여 효과가 있느냐 하는 의문을 가지게 된다. 그러한 작용인 기전 機轉(mechanism, 일본에서는 機作으로도 사용)의 근거를 제시하라고 요구한다.

1,000가지 이상의 성분들 중 절대 다수인 990여 가지의 성분과 효능도 밝혀지지 않았으며 겨우 10여 가지의 성분만 밝혀진 자료로써 그 식물의 어떤 성분이 어떤 작용을 하고 있는 근거를 제시하라고 하면 난감할 수 밖에 없는 일이다.

사물의 성분과 현상을 전부 파악하지 못한 미비한 과학적 지식의 한계 안에서 좁은 논리 안으로 억지로 밀어넣고 논거와 자료도 없는 과학적 이론에서 이해하려고 하는 넌센스가 일어난다.

어떤 질병에 대한 식물 혹은 식품의 질병적 효능에 대한 논의는 자연히 성분의 기전을 이야기하여야 하고, 효능에 대한 성분을 알 수 없는 경우라면 당연히 재료인 소재의 기전으로 이야기가 이루어져야 한다.

아시아나 아프리카나 아마존강 유역에서 원주민들이 어떤 식물로 특정한 질병에 효과를 보고 있다는 것이 알려지면 제약회사나 관련 학자들이 앞을 다투어 그 식물 중 어떤 성분이 그렇게 하였는 지를 찾아 대부분 화학물질인 촉매제를 이용하여 성분을 추출하여 값비싼 의약품으로 개발하여 돈벌이의 수단으로 이용하여 왔다.

미국의 양심적인 의사 마이클 그래거를 비롯한 다수의 의학자들이 이러한 현상들을 신랄히 비판하고 있다.

한국의 음식문화 중 비빔밥이 있다.
여러 종류의 식재료를 혼합하여 한국 음식 특유의 맛이 난다.
좋은 재료 한 가지만 이용하여 비빔밥의 맛을 낼 수가 없다.

한의약도 그러하다.
특수한 한 가지의 약성식물만 가지고는 어떤 질병에 대한 효능을 기대하기가 어렵다.
어떠한 경우는 한 가지 종류의 약성식물로 해결이 되기도 한다.
여러 단방요법이 그러하다.
그러나 단방요법 한 가지로 해결이 되는 경우는 현실적으로는 적용 확률이 매우 낮다.

그와 같은 논리로 양방에서도 종합 비타민이라는 영양제가 나오게 되었다.

우리가 현대에서 이용하는 의약품은 어떤 특정물질이 어떤 질병에 효과가 있다고 하면 그러한 물질의 성분에 대한 규격화가 쉽고 국가적 관리가 용이하여 대부분 성분 위주의 방법으로 질병에 대한 해결법으로 활용하고 있는 것이다.

현대 사회에서 통용되는 의약품은 화학적 촉매제와 합성된 화학 합성의 천연물 의약품이거나 화학적 물질이 대부분인 화학적 합성 의약품들이다.

인체에 질병이 생기면 이러한 화학적 의약품의 인체내 투여로 일정한 시간이 지나면 인체는 질병의 호전 변화를 거치면서 유효성분과 함께 투여된 화학 물질로 인하여 새로운 화학적 부작용 즉 새로운 합병증이 발생한다.

한의학도 경우에 따라 이독제독 以毒制毒의 처방으로 인하여 몸에 독성이 투여되어 간수치가 올라가는 경우들이 있기도 하다.

그런데 인체는 자연적인 천연물의 섭취를 하면 특별한 독성 물질을 제외하고는 거의 부작용이나 합병증이 발생하지 않는다.
영양가 높은 식물을 섭취하면 영양결핍으로 인한 불치병을 호전시키거나 혹은 약성 효과에 의하여 질병으로부터 벗어나게 된다.

서양의학이나 한의학이나 인도의 아유르베다의학 등 관련 학문의 발달로 인류의 질병에 대한 대처는 많은 발전을 하여 왔지만 서양의학이나 동양의학으로는 불가능하고 어려운 질병들이 아직도 많이 존재하고 있다.

말기암, 전이암, 심혈관, 치매, 뇌졸중, 파킨슨병, 공황장애, 루게릭병, 갑상선호르몬 이상, 류마티스 관절염, 간기능 향상, 콩팥기능 회복, 고혈압, 고지혈증 등등 많이 있다.

이러한 질병들은 많은 비용을 들이더라도 현대의 서양의학이나 한의학에서는 치료가 어려운 질환들로 인정하고 있다.
레이건 전미국 대통령, 교황 바오로6세, 존 웨인, 수잔 헤이워드, 찰톤 헤스톤, 숀 코네리, 무하마드 알리, 스티브 잡스, 한국의 재벌가 들이 높은 국가 사회적 위치에도 불구하고 고통을 받으며 저세상으로 갔다.

이러한 국제적 인물들이 한국의 자연의 신비한 힘을 경험하였다면 더 오래 살아 인류에 봉사하였을 수도 있었을 것으로 생각한다.
현재 우리 한국에서의 천연물 자원과 이에 대한 활용지식들이 대안이 될 가능성이 아주 높다고 생각한다.

영양적이고 기술적인 지식과 경험들이 다수 있기 때문이다.

자연요법은 제도적으로 그 동안 식품이나 어떤 특정 물질 식물에 대하여 질병에 효과가 있다고 표시하면 제재를 받아 위축된 길을 걸어 왔다.
다행히 국무회의와 식의약 당국에서 규제개선을 하여 상당한 표현의 자유를 보장하여 이를 보다 널리 알릴 수 있게 되었다.

일반음식점, 휴게음식점, 제과음식점의 제조, 조리품이나 외형을 변형하지 않은 자연 식물 등에 대하여는 이제 표현이 자유로워졌다.
질병의 예방과 치료에 효과가 있다는 것을 표현할 수가 있게 된 것이다.
더욱 발전적인 점은 절차를 거치면 식품도 약성 효과의 사실을 제품에 명기하여 알릴 수가 있게 된 것이다.

정부의 규제 완화로 편안하게 한국적인 천연 생물다양성의 이용을 발전시켜 국제사회에 나아갈 수 있게 되었다.

특정 단수 소재가 특정 질병에 대하여 효과가 있다는 것은 사실이다.
의약품 등은 이제까지 그렇게 단수 소재로 제조하여 왔지만 여러 복합소재들로 구성된 특수한 식품이 인류의 불치, 난치 질병에 대하여 더 좋을 수도 있다는 사실들이 밝혀지고 있다.

동양의 한의학은 이미 3,000여 가지 이상의 처방으로 복합소재로 질병을 치료하여 오기도 하였으며 이러한 방식은 음식문화에서도 맛이나 영양적인 보약 補藥으로 생활화되어 있다.

한국 특유의 이러한 천연 바이오물질들의 효과를 국내 학계나 유망한 기업에 정보를 제공하여 연구를 발전시켜 인류에 기여할 수 있게 되었다.

이 책을 쓰게 된 동기와 목적이기도 한 것이다.

오래 사는 것이 중요한 것이 아니라 사회에 기여하며 건강하게 오래 사는 것이 중요하다.

우리는 오래도록 그 길을 찾아 왔으며 밝은 가능성을 보았다.

피가 맑아지고 뇌가 깨끗하며 간기능이 정상적이고 콩팥이 노폐물을 잘 걸러 낸다면 인류는 치매 없이 일하며 장수할 수 있다.

의학계의 꿈이자 사람들의 소망인 그러한 모습을, 우리는 거의 근접한 실례를 다수 경험하고 있다.

성분의 효능과 비슬, 비방 祕術, 祕方

약품이나 식품의 인체에 미치는 치료적이거나 영양적인 효과에 대하여는 일반적으로 소재의 성분을 가지고 과학적 혹은 학문적 판단을 하고 있다.
사회적으로는 성분으로 효과를 판단하는 것을 대체적으로 인정을 하고 있다.

그러나 특별한 분야에 있어서는 꼭 성분만으로 치료적, 영양적 판단을 하면 이해가 어려운 경우들이 있다.

똑같은 알콜 제품에서 나타나는 경우를 보면 그러하다.
위스키의 경우, 제조사에 따라, 보관 년수에 따라 인체가 느끼는 차이가 많이 있다.

한국의 유명회사 매실주 제품들에서도 품질에서 많은 차이가 나타나고 있다.

20여년 전 시중에 출시되었던 매취순의 경우는 부드럽고 향내음도 좋아 여성들이 마시기에도 아주 좋은 평판이 있었다.
10여년이 지난 시기에 똑같은 제조사에서 나온 매취순은 덜 부드럽고 향기로운 내음이 아닌 약간 역한 내음이 나왔다.

똑같은 매실로 담군 다른 제조사의 매실주는 처음부터 매취순과 같은 알콜도수의 매실주로 출시를 하였지만 마시면 뱃속이 역하고 마시고 난 다음에는 머리가 아팠다.

두 회사 모두 우리나라에서는 유명한 회사들이다.
재료는 같았으나 두 회사의 기술에 따라 술맛이 전혀 달랐으며 술을 마시고 난 후의 인체가 받는 느낌이 너무도 상이하였다.
같은 제조사의 똑같은 제품이라도 햇수가 지나면서 제조법, 기술의 차이로 맛과 마신 후의 몸이 느끼는 차이가 상당하였다.

제조하는 사람의 비술, 비방이 중요한 이유이다.

지리산에서 20여 년을 자기의 건강을 위해 약초에 대한 공부를 하고 연구를 하며 직접 약초까지 재배하며 다른 사람들에게 약성이 담긴 제품을 기증하기도 하는 덕을 베푸는 사람이 있다.
신비한 의술을 지닌 유명한 스승 까지 찾아가 가르침을 받았다고 한다.
정작 본인은 황달이 심하여 온 몸이 노랗고 얼굴을 자꾸 흔들고 있었다.
몸에 좋은 120가지의 좋은 약초를 채집하여 효소도 담구고 추출도 하였다.
120가지 약초의 효능이 담긴 효소와 추출물을 직접 섭취하였으나 황달의 기운과 풍의 흔들림은 좋아지지 않고 있었다.

훌륭한 약성이 있는 재료라도 특별한 영양적인 성분을 뽑아내거나 영양적인 효과를 증대시키는 일은 쉬운 일이 아니다.

비술, 비방의 차이라고 볼 수 있는 사례이다.

똑같은 물을 마셔도 소가 마시면 우유가 되고 독사가 마시면 독이 된다.
다 같은 물이라는 재료이지만 물로 우유를 만들어내는 기술을 가

진 소의 몸이 있고,
물로 독을 만들어 내는 기술을 가진 독사의 몸이 있다.

모든 식품이나 약성 제품은 소재와 성분이 절대적으로 중요하다. 소재나 성분의 개념과는 별도로, 같은 소재를 가지고도 특이한 효능을 만들어 내거나 효능을 높이는 비술, 비방도 중요하다.
동일한 쌀에서 밥도 나오고, 엿도 나오고, 식초도 나오고, 여러 가지 술도 나온다.

폭발하는 핵물질을 얻으려면 플루토늄, 재처리기술, 우라늄 농축기술, 기폭장치, 고폭장약 확보 등이 이루어져야 한다.
좋은 영양적 약성물질을 얻기 위하여 좋은 재료들을 확보하여 좋은 기술로 우수한 성분을 만들거나 뽑아 천연화학성 물질들을 조합하여 고폭장약의 효과를 더욱 증대시킬 수 있다.

무기화학물질들의 조합은 핵폭발의 방사능처럼 인체에 위해를 끼치고,
천연화학성 물질들의 조합은 인체에 훌륭한 고폭장의 약성 효과를 가져다 준다.

산야초목 자연영양식품의 영양

산야초목 자연영양식품은 섭취 결과, 인체가 받은 독성에 대하여 해독이 아주 빠르게 나타난 사실들이 많이 있다.

의약품처럼 독성이 생기는 것이 아니라 오히려 빨리 인체에 있는 독성을 해독하는 것으로 섭취 결과들이 나타나 있다.

화학적 산물인 항암제나 벤다졸 성분의 제품은 간 독성이나 신장 독성 혹은 골수세포 독성으로 인체에 심한 부담을 주고 있다.
산야초목 자연영양식품은 인체에 끼친 화학물질의 독성을 해독해 온 사실들이 많이 있다.
해독의 시간도 오래 걸리는 것이 아니라 바로 혹은 며칠이라는 빠른 시간 안에 이루어져 왔다.

산야초목 자연영양식품은 황달 수치인 빌리루빈 수치가 섭취 즉시 떨어져 병원에서 장례 준비를 권유받았던 암 환자들이 2~3일 만에 위급함이 해소되어 퇴원하였으며 덧붙여 독성 해독의 지표인 GOT GPT 등 간 수치와 GFR 등 신장기능 수치가 좋아진 사실들이 병원 검사서에 나타나 있다.
아울러 기력이 솟고 식욕이 오른 결과들이 보통이었다.

대부분의 경우에 산야초목 자연영양식품은 섭취 결과, 암 통증 소멸, 암 출혈 중지, 암 수치 하락, 암 종양의 축소나 소멸 등이 며칠이나 10여일 사이에 나타나 있는 사실들이 병원 검사나 암 환자들의 인증 확인서 등에 나타나 있다.

산야초목 자연영양식품은 길어야 2, 3개월을 섭취한다.
섭취 결과 보통 하루에서 며칠 사이에 극심한 암 통증이 소멸되기 시작하며 빌리루빈 수치 감소, 해독 등이 바로 나타나 있다.
섭취 결과는 병원 검사서에 나타나 있다.

산야초목 자연영양식품의 영양을 섭취한 결과 빠른 시간에 몸에서 암이 발견되지 않았다고 하는 등의 인증서도 있다.

산야초목 자연영양식품의 영양 섭취 결과를 보면 크게 두 가지로 나타나 있다.
하나는 빠른 기력 상승이며 또 하나는 신속한 해독의 결과이다.
대부분 섭취 한 시간도 안 되어 혹은 하룻만에 신기한 체험들이 나타났다.

오늘날의 거의 모든 의약품은 화학적 산물로서 대부분 화학적 성분인 독성으로 부작용이 따라다니고 있으며, 또 화학적 제품이 아닌 약물일지라도 질병 치료에 이독제독의 원리로 천연 독성 물질들이 많이 사용되어 거기에 따른 독성들이 인체에 남아 있을 수 있다.
이와 같은 방법으로 제조된 약품들이 질병 치료의 효과는 기대할 수 있으나 치료시 따라오는 부작용이나 합병증을 해결할 해독의 방법이 별로 발견되어 있지 않다.

특히 대표적인 화학성 독성의 약품으로 암치료시 사용하는 항암 치료제가 있다.
화학 제품인 항암제를 사용하여 항암 부작용이 거의 필연적으로 발생하고 있으나 이를 해결할 방법이 없는 것이다.

이렇게 화학적으로 제조된 항암제의 부작용에 대하여 산야초목 자

연영양식품의 영양 섭취 결과 아주 빠른 시간에
이들 항암 독성 부작용들이 해결된 사실들이 많이 있다.

자연에서 나오는 산야초목의 자연영양 섭취결과들

치료를 전문으로 하는 미국으로 대표되는 서양의학, 중국을 중심으로 하는 한의학계통의 동양한의학, 인도의 아유르베다 의학들이 어려워하는 고질적 난치질병들이 많이 있다.
이들 의술들은 대부분 질병의 치료의 방법으로 죽이고 살리는 이독제독 以毒制毒 독으로 독을 없애 병을 낫게 한다는 원리로 접근을 해 왔다.

이러한 이독제독을 이용한 치료를 하여 건강 회복을 하는 원리를 벗어나, 즉 나의 몸이 일정한 손해의 대가를 치룰 수밖에 없는 이독제독의 독약을 흡수하지 아니하고 즐거운 마음으로 맛이 있게 음식이나 식품을 먹는 방법으로 인체에 영양을 공급하여 우리 편 몸의 힘을 키워 질병이 물러가고 몸이 건강해질 수 있는 식품영양학적 방법과 독을 사용하지 않고 독을 몸에서 내보내는 해독 식품의 먹거리를 이용한 방법들을 생각해 볼 수가 있을 것이다.
해독 디톡스 Detox 라는 말은 요즘 다이어트를 비롯하여 질병으로부터 벗어나는 방법으로 많은 관심을 받고 있다.
요즘 세간에서는 해독을 원래의 의미를 초과하여 좀더 넓은 의미로 해석을 하고 있다.
그러나 해독은 말 그대로 인체에 존재하거나 쌓인 독을 풀어 주거나 몸 밖으로 내보내는 방법이므로 인체에 붙어 배출되지 않고 쌓여 있는 독성이 아닌 불필요한 단백질 등 노폐물을 내보내는 정화 淨化, 청소 와의 의미와는 다른 뜻으로 사용함이 옳을 것이다.

해독해야 될 대표적 물질들은 카드뮴, 비소, 납 등 화학적 중금속 물질, 방사능 등과 전자파를 들 수 있으며, 정화의 대상이 되는 물질들은 단백질, 지방, 땀 등 노폐물을 들 수가 있을 것이다.

해독해야 될 물질들이 인체에 오래 머물게 되면 암과 같은 질환들에 노출되며 정화가 필요한 물질들이 오래 머물러 있게 되면 치매, 심혈관 질환 등이 나타날 수가 있을 것이다.

이렇게 해독과 정화와 관련된 어휘나 물질을 구분하여야 하는 이유는 여기에 대응할 식품 영양이나 의약품의 사용이 구분되어야 한다고 생각하기 때문이다.

그러한 의미들을 생각하면서 인체에 대한 영양 섭취, 해독, 정화 세 가지의 좋은 일들이 나타난 산야초목 자연영양식품의 영양 섭취 결과들을 비추어 본다면 어려웠던 인체의 건강 회복에 도움이 될 것으로 생각한다.

산야초목 자연영양식품은 영양 섭취 결과 체질이 개선되고 다양한 영양이 섭취되는 식이 요법이다. 인류가 수천 년을 살아오면서 독성이나 약성과는 무관하게 먹어 왔고 경험했던 단순한 먹거리에서 출발이 된 누구나 보편적으로 생각할 수 있는 사실들을 알려주는 것이다.

췌장암 시한부 2개월
자연영양식품 1봉 먹고 바로 끄떡없어
7일 후 검사 유명 대학병원 수천 명 암치료 결과
이런 일은 처음이라고
다른 시술의사는 기적이 일어났다고

부산 소재 대학의료원에서 췌장암 말기로 잔여수명 2, 3개월의 시한부 판정을 받은 70세 여성이 있다.
아랫배가 아프고 밤에는 더 아파 정말로 고통스러워했다.

서울 강남의 유명한 대학병원에서 조직 검사를 받고 권위 있는 간, 담, 췌장 담당교수로부터 항암 치료를 9번을 받았다.

간으로도 전이가 되어 1센티미터 크기의 종양이 4개가 발견되어 하이푸, 집속초음파 high intensity focused ultrasound 시술도 받아 보았지만 등에 통증이 시작되고 손과 발 끝이 저리고 마비가 되기 시작하였다.
기력이 없어 운동은 생각도 할 수가 없었고 식욕이 없어 밥도 먹기가 어려워 몸이 땅바닥에 붙어 있을 정도로 늘어져 있었으며 요실금과 방광염 혹은 방광암인지 소변에서는 혈흔도 보여 그야말로 사면초가의 기진맥진한 상태였다.

산야초목으로 만들어진 자연영양식품을 찾아 아들과 함께 경상도에서 전라도까지 자동차로 힘든 여행을 하여 자연영양식품을 만날 수 있었다.

산야초목의 자연영양식품 액상 추출차를 단지 한 봉지만 마시고 경상도로 다시 돌아가는 차 안에서 아들에게 이게 마약이 들어 있는지 먹은 지 한 시간도 미처 되지 않았는데, 손 저림이 개운하게 없어지고 기운이 난다고 이야기하자 아들이 마약이면 어떻고 아니면 어떻느냐고 하면서 병이 좋아지면 그만 아니냐고 하였다.

그 날 자동차로 모두 11시간을 돌아다녔으나 피곤하지도 아니하고 요실금도 없이 방광의 혈흔도 없어졌으며 그 날 밤 오랫만에 숙면을 취하여 편하게 잠을 잘 잤다고 하였다.

산야초목의 자연영양식품을 먹기 시작한지 7일 후 CT를 찍고 혈액검사를 하여 결과를 보던 강남 대학병원 담당 교수가 이제까지 수천 명의 암 환자를 보아왔지만 이렇게 좋아진 사례는 처음 본다고 매우 기뻐하였다. 담당 교수는 이렇게 호전된 사례를 아주 놀라워하며 특별한 관심을 가지고 지속적인 관찰을 하고 싶어 하였다.

CT상 종양 크기가 현저히 줄어들었으며 종양표지자도 640에서 230으로 크게 줄어들였다는 것이있다.

이러한 사실을 전해 들은 경험이 많은 일본의 전문 간호사는 이러한 경우는 기적이라는 문자를 보내왔다.

이 여성 환자를 하이푸 시술하였던 의사는 기적이 일어났다고 기뻐하였다.

이 70세 여성은 산야초목의 자연영양식품을 먹기 시작한지 10일이 좀 지나자 손 발저림 등의 통증이나 으리한 것이 모두 사라졌으며 입맛이 돌아왔다.

그 전에는 땅바닥에 주저앉아 산행은 엄두도 못 내었는데 2, 3시간을 걸어도 끄떡없다고 하였다.

20일 정도 지나자 예전과 똑같이 친구들을 만나고 같이 밥도 잘 먹고 스스로 자동차를 장거리 운전하고 다니는 등 건강하게 돌아다닌 다고 하였다.

췌장은 하루 20여 종의 효소를 함유한 췌액을 만들어 소화를 돕는다. 만들어지는 췌액은 1일 1,500cc~3,000cc에 달한다. 또 췌장은 당분을 분해하는 인슐린 같은 호르몬을 분비한다. 인슐린은 혈액 속으로 들어온 포도당을 우리 몸의 근육, 지방, 간 등에서 사용할 수 있도록 돕는다. 만약 인슐린이 제대로 기능을 하지 못하면 당뇨병과 같은 질환으로 이어진다. 당뇨병을 앓는 환자는 췌장에서 인슐린이 충분히 만들어지지 않았거나 근육이나 지방조직, 간, 기타 다른 세포에서 인슐린이 제대로 작용하지 못해 혈중 포도당 농도가 높아진다. 이와 함께 췌장은 강한 산성의 위산을 중화시키는 중탄산염을 분비해 위장관을 보호하는 역할을 하는 장기이다.

컴퓨터와 스마트폰으로 모바일 시대를 열어 인류의 생활에 혁신을 가져온 불교 신자인 스티브 잡스는 췌장암과 간암으로 현존하는 최대의 의료술로 미국에서는 수술과 간 이식, 약초 요법을 행하고 스위스에서는 방사선 미사일 요법을 받는 등 많은 요법들을 찾아다녔으나 56세를 일기로 끝내 세상을 떠나고 말았다.

"천국을 믿는 사람들조차 그 곳에 가기 위해 죽는 것을 원하지 않는다. 나 역시 죽음을 원하지 않는다. 그러나 죽음은 우리 모두가 공유하는 종착지이다. 아무도 그것을 피해 갈 수 없다."라고
말을 했던 잡스가 떠나갔다.

잡스가 혹시 산야초목 자연영양식품을 먹게 되었다면 그리고 그의 소망대로 더 많이 세상에 머무르게 되었다면 잡스는 또 어떠한 혁신의 세계를 열었을까?

담도암 담즙호스 황달
위기의 64세 여성
자연영양식품 2일만에 퇴원

울산에 소재한 대학병원에 담도암으로 입원한 64세의 여성이 있었다.
황달로 담즙이 잘 빠지지 않아 배에 구멍을 내어 튜브로 담즙을 빼내고 있었다.
이러한 경우가 얼마나 어려운지는 대학병원들의 경험들을 들어 보면 곧 파악이 되는 심각한 처지인 것이다.
담도암에 황달이 시작되면 치료를 목적으로 하는 의학으로서는 참으로 어려운 일이 된다고 한다.

히나의 문제도 어려운데 세 가지인
담도암에 담즙 배출 호스에 황달에 아주 어려운 경우였다.

자연영양식품을 섭취하기 시작하자 담즙의 색깔이 맑아지기 시작하였다.

자연영양식품 섭취 2일 만에 황달이 잡히고 혈액이 정상으로 돌아와 병원에서 퇴원을 허락하였다고 한다.

담낭은 간에서 만들어진 담즙을 담관을 통해 받아 저장하고 있다가 식사 후에는 담즙을 장 腸으로 보내 지방 성분을 소화시키는 일을 한다. 음식물은 위에서 30분~1시간 머물며 소화하기 쉬운 죽과 같은 상태가 되어 십이지장을 거쳐 소장으로 내려가게 된다.

이 과정에서 담즙이 분비되어 소화와 흡수가 더욱 촉진된다. 어떤 색깔의 음식을 먹든 음식물이 '똥색'으로 바뀌게 되는 것은 담즙이 산화하면서 나타나는 현상이다. 담즙은 하루에 500cc~600㏄가 만들어진다.

한 봉지 먹고
늘어져 있던 췌장암 환자 방싯방싯 손을 흔들며 걸어오고
힘없던 난소암 말기 환자 얼굴이 상기되어 기운이 나고

70세 췌장암 여성이 단박에 좋아진 상황을 지켜본 암요양병원의 50대 여성 췌장암 환자가 산야초목 자연영양식품을 섭취하고 싶어 하였다.

미국에서 건너 온 암식품 등 병상에 수없이 많은 암에 좋은 식품이나 약을 두고 있었던 50대 췌장암 여성이 기력이 없어 항상 누워 지내고 있었다.

자연영양식품을 먹은지 30분 정도 지나자 다른 환자들에게 어린아이처럼 웃으며 양손을 들고 덩실덩실 돌아다녔다고 한다.

60대 난소암으로 온 몸에 전이가 된 제주도 여성이 기력도 없고 통증으로 고통을 받고 있었다.
70세 췌장암 여성이 산야초목의 자연영양식품을 먹고 좋아졌다는 소식을 듣고 자기도 먹겠다고 하였다.

단지 자연영양식품 한 봉을 먹었을 뿐인데, 30분도 안 되어 상기된 얼굴로 웃으며
"좋아집니다.
 좋아지고 있습니다.
 통증이 부드러워지고 있습니다.
 힘도 납니다." 라고 하였다.

섭취하기 시작한지 얼마 되지 않아 일이 생겨 사정상 하루에 먹는 양을 줄였더니 다시 통증이 시작되었으나 적당량을 섭취하니 다시 통증이 없어졌다고 안심하였다.

한 마디를 더하였다.

"전생에 나라를 구한 것보다도 더 좋은 일을 하셨는가 봅니다. 이렇게 훌륭한 일을 하시는 것을 보면요."
라고 덕담을 해 주었다.

3일에 2번 쓰러진 뇌경색
자연영양 섭취 10일 다시 택시 운전

전에 외교통상부 공무원이었다는 50대 남성이 찾아왔다.

아버지가 81세로 평소에 고혈압 지병이 있었지만 익산에서 개인 택시 사업을 하고 계신다고 하였다.

얼마 전 뇌경색으로 생각되는데 화장실에서 3일에 두 번을 넘어지고 혈압도 크게 떨어져 기력도 없어 택시도 팔려고 내놓았다고 하였다.
방 안에만 누워계신다고 하였다.
병원에서는 마땅한 방법이 없다고 하여 답답하다고 하였다.

산야초목 자연영양식품을 10일 간 섭취하고 기력도 예전처럼 오르고 건강을 되찾아 팔려고 내놓았던 택시도 거두어들이고 다시 열심히 택시 운전을 하고 계신다고 하였다.

호랑이 새끼보 고아 먹었다는 84세 할머니 회장
신부전 등 19가지의 난치 질환들이 한 번에 해결되었다고

일제때 금광업을 하셨다는 만석군보다 더 많은 부를 가지고 계셨고 요즘의 대기업회장들이 자금을 빌리러 올 정도로 부유했던 아버지의 무남독녀로 태어나 어려서 잔병치레가 많았다고 하였다.

아버지를 따르던 사람들이 일제 때 호랑이 사냥을 해와 가죽을 벗겨 보니 새끼가 뱃속에 들어 있어 아버지가 자기가 먹지 않고 어린 딸에게 고아 먹여 기력이 좋아져 별탈 없이 살아왔다고 하였다.

2,000여 군데의 한약재상이 즐비한 경동 한약재 시장 부근에 살고 있는 84세의 할머니 회장님이 눈은 안 보이고 불편한데가 하 두 많아 너무 고통스럽다고 하였다.

본인의 설명대로라면,
역류성식도염이 심하고 만성위염 20년 두피에 열꽃 1년, 요실금 고통 저녁 5회, 잔뇨감, 양다리 종아리 밤에 쥐나고, 좌안시신경 0.5% 우안시신경 25%, 갑상선 기능저하, 머리 찌릿찌릿 증상 자주, 당뇨, 고혈압, 척추협착증, 기력, 무릎관절염, 잠 잘못 들고, 대변 3일에 한 번, 녹내장, 백내장, 콩팥신부전 등등의 불편했던 증상들이
산야초목의 자연영양식품을 15일간 섭취한 결과,
역류성식도염 만성위염 모두 없어졌고,
두피 열꽃, 요실금, 잔뇨감 없어졌고,
다리 쥐난 것 없어졌으며,

왼쪽 눈은 전혀 보이지 않았는데, 사물이 보이기 시작하였으며,
갑상선 기능저하약은 먹지 않아도 불편하지 아니하고,
당뇨 고혈압은 안정적이 되고 머릿속이 편하며,
기력이 생기고 식욕이 좋아졌고,
무릎 관절염 없어졌고 잠을 편히 잘 자고 있으며,
대변은 매일 보고,
콩팥 신부전이 정상이 되었으며,
손과 발이 따뜻해지고
혀의 백태도 없어졌다고 하였다.

호랑이 할머니 회장은 19가지의 어려웠던 신체적 불편함이 모두 없어졌다고 하였다.

교황 바오로 6세가 임종까지 고통받았던 파킨슨병
계룡산 81세 할머니 10년 누워 지내다 7일 만에 혼자 걸어

충남 공주에 있는 계룡산 밑에 81세의 할머니가 평생 도를 닦았다. 어머니의 생활 습관을 보고 배워 온 딸도 요즘 스승이 있는 완주 천등산 등지를 찾아 도를 닦고 있다.

어머니가 2004년부터 파킨슨병을 앓아 10년 동안을 방 안에 누워 대소변을 받아 내었다.
신경내과에서 치료를 받으면서 파킨슨병에 좋다는 명랑약이나 단백질 효소 등 여러 요법을 시도해 보았다.
딸은 건강 지식이 늘어 암에 좋은 건강식품사업에도 몸담아 왔다고 하였다.

소문을 듣고 딸이 어머니에게 산야초목 자연영양식품을 구해 드렸다.

먹기 시작한지 7일째 아침 딸에게서 전화가 걸려왔다.
딸이 놀래어
"어머니가 혼자 일어나 걸어서 화장실에 가셨습니다."
그 후 어머니는 지팡이를 짚고 혼자 동네를 걸어 다니셨다고 하였다.

파킨슨여성
며칠새 좋아지다

전주에 사는 50대 여성이 백화점에 근무하다 파킨슨병으로 직장을 그만두고 있었다.

말이 어눌하고 자동차를 운전하면 반응 대처가 늦어 충돌을 자주 하여 운전도 쉬고 있었다.

지인이 산야초목의 믿기 어려운 사실을 전해 오자 알음 알음을 통하여 산야초목을 섭취하기 시작하였다.

반응이 너무너무 빨리 왔다.

며칠 사이에 평소의 눈빛이 생기를 찾고 말의 어눌함이 사라져가고 둔했던 손 발의 움직임이 빨라지고 있었다.

이제는 운전을 하고 골프를 치고 다닌다고 하였다.

60대 후반 목사님 사모님께서
야밤에 봄기운 솟아 목사님께 등반을

말기암 통증 등으로 몸의 곳곳이 불편했던 말기암 환자나 기력이 떨어졌거나 독약에 찌들어 있었던 사람들의 경우에
산야초목의 자연영양식품을 섭취하고 몇 십분도 지나지 않아 몸 곳곳에서 좋아지는 환희의 느낌을 말하는 사람들이 아주 많이 있다.

어느 대기업에 프로 축구 선수로 활약했던 60대 초반의 김 회장은 요즘 아래가 마음대로 소식이 오지 않아 걱정이다.
여러 식품을 먹었어도 소식이 별로였다.
일 때문에 전날 2시간을 자고 피곤한 몸으로 출장길에 우연히 산야초목 자연영양식품을 섭취하게 되었다.
돌아가는 ktx 기차 안에서 1시간 정도 지나자 눈과 머리가 맑아지고 정확이 4시간이 지나자 아래에 강한 힘이 오기 시작하였다고 한다.

흔히들 말기암 환자들이나 간 기능 염려자도 산야초목 자연영양식품을 섭취하고는 이거 정력제 아니냐고 물어온다.
병과는 무관하게 여자 생각이 난다는 것이었다.
병과 무관한 것이 아니라 몸이 특별한 영양 성분이 부족하여 발병이 되었을 가능성이 있으니 이제까지 내 몸에 부족했던 자연영양식품이 섭취됨으로써 질병의 고통도 좋아지고 몸의 기능도 살아난 것으로 생각되는 것이다.

어느 70대 목사님 사모님이 위가 안 좋다고 산야초목 자연영양식품

을 먹고 싶어 하였다.

자연영양식품을 먹기 시작한지 며칠 지나지 않아 얌전한 60대 후반 사모님께서 봄기운 춘정 春情이 동하여 누워 있는 목사님께 등반을 하여 운우의 정 雲雨之情을 나눠봄이 어떻겠느냐고 재촉하였다.

목사님이 흡족한 표정으로 박장대소를 하고 전말을 전하였다.

식은 땀 30년, 잃어버린 정력 20년
보름만에 강한 남자가 되다

2022년 해에 61세 된 남성이 있다.
결혼한지 38년이 되었다.
슬하에 아들 둘을 두고 열심히 생업에 종사하고 있으며 가정적으로 아무런 걱정이 없는 가장이다.
두 아들 모두 착하여 효자 아들, 효자 며느리를 둔 모범적인 가정이다.

30여년 전부터 밥을 먹을 때마다 땀이 나와 한약도 먹어 보고 붕어즙도 먹어보고 철철이 산에서 나는 여러 약초 순도 많이 먹고 옻나무 순도 많이 먹었다.
계속하여 흑염소 즙도 고기도 먹어 체력을 키워왔다.
몸은 별로 피곤하지는 않았으나 덕분에 몸무게는 10킬로가 증가하였다.
둥그러한 뱃가죽은 두꺼워졌고 딱딱하고 튼튼하였다.
정력은 아예 기미도 안보이고, 땀은 계속 흘리고 있었다.

산야초목 비력차를 마신지 보름이 되기 전부터 20년, 30년의 체형과 체력에 변화가 오기 시작하였다.
하루에 아침, 저녁 두 번을 빈 속에 마셨다.
몸이 예전보다 더 가벼워졌다.
20년 이상 소식이 거의 없던 정력이 솟아 아래쪽이 튼튼하니 기분이 좋아졌다.

30년 이상 흘리던 땀이 거의 없어져 밥을 먹을 때 개운해졌다.
딱딱하고 거칠었던 뱃가죽은 물렁물렁 부드러워졌다.
잘 돌아가지 않았던 어깨가 팔을 위아래 좌우로 돌려도 부드럽게 사뿐히 잘 돌아가고 있다.
서 있는 자세에 날렵한 안정감이 보여 젊어진 모습이 완연하였다.

장수의 기틀이 잡히기 시작하고 있었다.

불가능하다는 신장 콩팥 기능의 회복
하룻 만에 며칠 만에 콩팥 기능이 정상의 길로

신장인 콩팥은 한 번 나빠지면 다시는 좋아지지 않는다고 한다.

우리 몸의 콩팥은 한번 나빠지면 다시는 회복이 되지 않기 때문에, 신장 투석이나 신장 이식을 받는다고 한다.

신장 투석을 받게 되면 하루에 3, 4시간의 시간을 병원에서 보내야 하고, 일상 생활은 예전처럼 편하게 보낼 수가 없고, 항상 긴장 속에서 살아야 한다.

신장 이식은 여러 가지 이유로 이식을 받기가 어렵고, 설령 중국 등지에서 비싼 값을 지불하고 이식을 받더라도 평생 면역 억제제를 상복하는 불편함이 뒤따르고 평소 기력의 70% 수준에서 고통스러운 생활을 죽을 때까지 이어가야 한다고 한다.

큰 규모의 국립병원 원장을 지냈던 유명한 비뇨기과 전문의사는 신장 회복의 어려움 때문에 신장 회복이 될 수 있는 기술이 있다면 미국에서 20억 달러 이상의 비용을 지불하더라도 그러한 기술을 사갈 것이라고 하였다.

부산에 소재한 대학병원에 폐암과 위암으로 입원해 있던 85세 남성은 산야초목의 자연영양식품을 섭취하기 전에
신장여과율을 나타내는 GFR 76, BUN 63.3, Creatinine 0.94 이었으나
산야초목 자연영양식품 섭취 하룻만에
GFR 117, BUN 47.3, Creatinine 0.65 로 회복이 되었다.

(정상 참고치 GFR 120, BUN 8-20, Creatinine 0.4-1.3)

부산의 한 병원에서 85세의 여성은
산야초목 자연영양식품 섭취 전에는
BUN 29, Creatinine 1.4 이었으나
산야초목 자연영양식품을 10일 섭취한 후
BUN 24, Creatinine 1.2 정상으로 회복이 되었다.

울산의 췌장암 말기 72세 여성은
산야초목 자연영양식품 섭취 전에는
BUN 6.5, Creatinine 0.41 이었으나
산야초목 자연영양식품 섭취 6일만에
BUN 11.3, Creatinine 0.64 로 호전이 되었으며
황달 수치도 2.1에서 1.0으로 정상으로 회복이 되었다.

간암, 위암, 폐암, 담도암에 황달
병원에서는 장례준비하라고

광주 광역시에 거주했던 58세 정 씨는 간암으로 풍납동병원에서 2년 간 간암 치료를 받아왔다.
넥사바도 복용하였고 유명한 식품도 먹어 보았다.
풍납동병원에서 2년여 치료를 받았지만 병원에서는 더 이상의 가망이 없다는 통보를 받고 쓸쓸히 집으로 돌아갔다.

약사인 아들이 포기할 수가 없다고 친구가 의사로 있는 화순의 대학병원으로 아버지를 입원시키고 마지막 노력을 기울였으나 역시 절망의 순간을 맞이할 수밖에 없었다.

위에까지 전이된 암은 출혈이 심해져 혈압은 50~80으로 내려가고 황달 수치가 10 이상으로 올라가 있었다.
심각한 암 출혈과 황달이 겹쳐 있으니 그야말로 아득한 시간이었다.
하루 바로 그 날 밤이 생사가 갈리는 위험한 시간이었다.
병원에서는 장례 준비를 하라고 통보한 상태였다.

산야초목 자연영양식품 액상차를 마시고 이튿날 혈압이 오르고 황달 수치가 떨어졌다.
정 씨는 그 날 바로 퇴원을 하여 장성의 편백나무 숲으로 거처를 옮겨 갔다. 자연영양 액상차를 섭취하면서 하룻만에 숨이 차는 것도 없어졌으며 한 달 사이에 통증도 모두 소멸되었다.

혈압도 정상이 되었으며 가슴의 이상한 멍울도 거의 줄어들었다. 기력도 좋아져 매일 등산을 하며 인근 정상의 산을 한 번에 올라가고 혈색도 좋아졌다.

난소암, 폐암, 임파선암
온 몸 전이 간병인의 기쁨

대구의 나소연 씨(60)는 15년 간 간병인 생활을 하여 왔다.
간병인 생활을 해 오면서 백혈병, 당뇨성 시력상실, 파킨슨병, 뇌졸중, 치매 등의 환자들을 보살펴 왔지만 좋아지는 환자들을 보지 못하였다고 한다.

나 씨는 대구 소재 대학병원에서 초음파 검사, 혈액 검사, CT 검사, PET-CT 검사를 받게 되었다.
난소암 4기에 암이 폐, 임파선, 어깨뼈, 신장 등 온 몸에 전이되어 병원에서는 무조건 개복수술을 해야 한다고 하였다.
아랫배의 통증도 심하고 신부전으로 인한 소변을 걷잡을 수 없어 1시간에 한 번씩 화장실을 다녀야 해 잠도 제대로 이룰 수가 없었다.
뒤쪽 옆구리를 약하게라도 부딪치면 악 소리가 저절로 나오고 땅속으로 몸이 꺼져 들어가는 느낌인 최악의 기력 쇠진 상태였다.

15년 간에 걸쳐 많은 환자들의 병상을 지켜 본 나 씨는 병원의 수술을 거부하고 대학 병원에서 항암 치료를 받았다.
항암 치료 2병을 받은 이튿날 메스껍고 구토가 심해졌으며 배가 아파 일어날 수가 없어 4일을 엎드려 고통을 받고 있었다.
겨우 먹은 호박죽도 토해 버리고 진통제를 먹었지만 통증이 심해 견뎌 내기가 몹시 힘이 들었다.

서울 강일동에 거주하는 딸의 권유로 산야초목 자연영양식품 액상차를 섭취하기 시작하여 2, 3일이 지나자 속이 편해지면서 식욕이 생기고 죽에서 밥을 먹기 시작하였다.
10일이 지나자 통증이 모두 소멸되었다.
기력도 좋고 식욕도 정상이 되었으며 평소에 불편했던 족저근막염으로 의심되었던 발바닥 감각이 살아났으며, 한 시간을 보행을 해도 피로를 전혀 느끼지 아니하고 새벽 5시에 일어나 새벽기도를 다니기 시작하였다.

사혈 자연 요법가의 위암 아내 산삼 약침 주사, 옻나무 추출 요법, 면역 요법으로도 위중해서

강원도에서 자연 요법으로 불편한 사람들의 고통을 도와 온 점잖은 분으로부터 전화가 왔다.

2년 전 부인이 서울 종합병원에서 위암 3기 판정을 받았다는 것이었다. 남편은 평소에 수술, 항암, 방사선 치료 요법에 대하여 상당한 불신을 가지고 있었다.
미국 의회와 미국국립암연구소가 병원의 3대 요법이 효과가 없다고 공표하였다는 뉴스를 접하고 또 일본 의사들의 3대 요법에 대한 비판적 발표를 보고 더욱 자연 요법에 대한 믿음을 가지고 있었다.

부인은 위암 3기로 위의 아래 부분에 덩어리가 커져 십이지장의 길목을 막고 있어 음식물이 내려갈 수 있도록 스텐트를 삽입하여 길목을 만들어 주어야 했다. 다시 위암 덩어리가 커지면서 스텐트도 무용지물이 되어 환자의 생명이 위험에 처하게 되었다.

남편은 직접 사혈을 하는 자연 요법가였다.
남편은 한의원에서 1년여 동안 산삼 약침주사, 옻나무 추출요법, 면역요법을 집중적으로 받았지만 암은 오히려 악화되었다고 하였다.
남편은 직접 부인의 위장 부위에 사혈을 시도하였다.
사혈을 할 당시에는 약간의 호전이 보이기도 하였으나 곧 악화되었다.
구토가 더욱 심해지고 밥을 먹을 수가 없었다.

기력이 바닥이 나고 위출혈도 의심이 되었지만 병원으로는 갈 수가 없었다고 했다.

마지막 방법으로 영양 섭취를 위해 산야초목 자연영양식품 액상차를 섭취하기 시작하였다.

섭취를 시작한지 일주일도 되지 않아 그렇게도 어려웠던 구토가 잡히기 시작하였다.

1년여를 괴롭혀 왔던 통증이 10일도 안 되어 멎기 시작하였다. 통증과 구토가 멎기 시작하니 식욕이 살아나고 무엇이라도 더 먹겠다고 주장을 많이 하였다고 한다.

다 좋아지는 데 20일이 소요되었다고 하였다.

대학병원 의사들이 환호하다
임종 직전 폐암 환자 하룻만에 무균실에서

대전의 대학병원에 폐암 환자가 무균실에서 백혈구 수치의 저하로 임종을 눈앞에 두고 사투를 벌이고 있었다.

63세의 이 남성은 필리핀 마닐라 인근 지역에서 양계와 과일 농장을 경영하던 중 대전에 소재한 대학병원에서 검진한 결과 폐암 3기로 판명이 되어 종양이 7.5센티미터 크기 등 2개가 발견되어 3주에 한 번씩 3차 항암을 하였어도 효과가 없어 다른 항암제를 3차에 바꾸어 치료를 받았으나 오히려 암 덩어리가 더 커져 두 개였던 암 덩어리가 거의 하나로 악화되었다.

다시 항암제를 바꾸어 치료를 시작하였는데, 백혈구 수치가 정상이 4,000에서 10,000인데 400도 나오지 않고 기력도 없고 입안이 다 헐어 의사가 무균실로 격리 처리하기에 이르렀다.

무균실에서 4일째에 산야초목의 자연영양식품 액상차를 섭취하기 시작하였다. 4봉을 먹고 이튿날 아침에 한 봉을 먹고 오전에 채혈을 하여 오후에 결과가 나왔는데 백혈구 수치가 자연영양 액상차를 마신지 하룻만에 400에서 4,500으로 정상 수치를 나타냈다.

기침이 줄어들고 기력과 식욕이 좋아졌다.
며칠안에 혈은 입안도 좋아졌다.
담당 주치의와 다른 의사들이 손을 마주치며 기뻐하면서 서로를 격려하더라고 미국에서 달려온 딸이 전해 왔다.

의사들은 폐종양도 20% 줄었다고 다시 항암을 시작하자고 하였다.

환자는 고통스러울 때 아파트 베란다에서 떨어져 죽으려고도 했었다고 부인이 전하면서 마음도 몸도 많이 좋아져 희망과 완치를 기대하면서 삶의 의욕을 되찾게 되었다고 안심하였다.

61세 유방암 말기 여성
척추, 간 등 온 몸에 전이되었으나

대구에사는 61세 여성이 종합병원에서 유방에 침윤성 악성종이라는 소견으로 대학병원에서 수술을 받았다.
항암치료 8회와 방사선 치료 33회를 받았다.

항암 치료의 부작용은 이루 말로 다 할 수가 없었다고 하면서 구토는 물론이고 눈이 아파 불빛을 볼 수가 없었고 귀도 아파 아무 소리도 들을 수가 없었고 냄새도 맡을 수가 없었다고 한다.
잘 지내다가 어느 날 PET검사 결과에서 온 몸에 다발성 전이가 되어 척추, 간, 림프 등등 한마디로 암 4기 말이 되었다고 하였다.

다시 항암 치료 1차를 맞으면서 그 고통은 이루 말로 할 수가 없었다고 하였다.
LG그룹에 근무하던 효자 아들이 어떻게 산야초목 자연영양식품 액상차를 가져와 섭취를 시작한지 단 3일 만에 놀랍게도 항암 고통들이 모두 없어져 편안한 상태에서 항암 7차를 모두 마칠 수 있었다고 하였다. PET검사 결과 온 몸에 새카맣게 퍼졌던 암세포들이 다 없어지고 흰 흔적들만 남았다고 하였다.

대학병원에서는 암세포가 없다는 진단서까지 발행하였다.

대장암 말기
암세포가 없어지고 새로운 세포가 생긴거냐?
암세포가 정상세포로 변한거냐?

한국 불교 조계종의 종정을 지낸 유명한 큰 스님의 50대 연령의 손자 상좌가 대장암에 걸려 10년을 넘게 자리에 누워지내고 동료스님은 없는 치료비를 마련하느라고 본인 앞의 아파트를 잡혀 대장암 걸린 종정스님 손자 상좌의 간병을 하였다.

손자상좌는 기력이 쇠진하고 말기암의 불편으로 정상적인 수행생활을 못하고 있었다.
손자상좌는 동료스님이 집을 잡혀 자기를 간병하는 것을 알고 동료스님의 간병을 사양하고 산야초목 자연요법의 호전경험이 많은 선원에서 수개하여 산야초목을 섭취하기 시작하였다.

상좌스님의 대장암말기 상태는 그야말로 갈비뼈 아래 온 배가 약간만 눌러도 악 소리가 나올 정도로 심각하였다.
수술하면 대장을 다 들어내야하니 수술을 할 수도 없고 항암치료는 이미 시간이 너무 경과되어 항암치료도 어렵고 방사선치료도 더욱 불가능하여 시간이 지나면 결과가 뻔한 상황이었다.

산야초목을 섭취한 지 3개월이 미처 되지 않아 배를 눌러도 아프지 않고 기력도 아주 좋아져 선원에서 건강하게 신도들 수행을 지도하고 있다.
이제 건강하여 그만 먹어도 된다고 많이 고맙다고 하였다.

대장암 말기 뿐만 아니라 10년 병석의 자리도 털고 일어난 것이다.

손자상좌의 대장은 본인의 말대로 온 배에 암세포가 가득하여 손으로 약간만 눌러도 통증이 심하였다.

지금은 정상적인 대장이 되어 배변도 정상이고 느낌도 상쾌하다.
말기 대장암 세포는 어디로 갔을까.
암세포가 다 죽고 새로운 세포가 생긴걸까.
암세포가 죽지 않고 변하여 모두 정상세포로 돌아갔을가.

의학적으로는 암세포는 죽여야 되는 것 아닌가.
암세포가 모두 죽어 새로운 세포가 생성되었다면 불과 2개월여의 짧은 시간에 그 크고 긴 대장의 암세포는 어디로 갔으며 새로운 세포는 그 짧은 시간에 어떻게 이렇게 빨리 생성이 되었을가.

이론적으로는 그러하다.
정상세포가 변하여 암세포로 되었으니 거꾸로 암세포도 변하여 죽지 않고 정상세포로 돌아올 수 있었을 것이다.

아무튼 현실에 증험이 있으니 의학적인 관찰은 필요한 일이다.

중풍 후유증, 비염의 태극권 수지침 전문가
섭취 20일 몸도 정신도 개운, 아기 피부 같이

서울 서대문구에 사는 60대 초반의 여성이 산야초목 자연영양식품 액상차를 섭취하기 시작하면서 20일 동안에 좋아졌다고 하였다.
몸과 마음에 변화가 있었다고 섭취 결과 나타난 사실을 상세하게 설명하였다.

둘째 손자를 보면서 봄 무렵에 양쪽에 심한 중풍을 맞아 쓰러져 수지침 전문가라고 자부하고 있어 열심히 수지침 요법으로 치료를 하여 좌측 감각마비, 우측 운동마비가 거의 완치되었으나 기가 부족하여 회복이 불가능하였다.

평소에 기력과 항문, 소변, 식욕, 비염으로 많이 불편하였다.
재발 우려로 불안하던 중 산야초목 자연영양식품 액상차를 요청하였으나 설명을 듣더니 먹지 않아도 될 것 같다고 구입하지 말라는 답변을 들었다.
본인이 오링 테스트를 해 보니 잘 맞는 것으로 나와 무조건 달라고 하여 섭취하기 시작하였다.

섭취 1일째부터 몸의 상태가 호전된 느낌이 왔고,

3일째에는 중풍 후유증으로 기운이 없으면 오는 발목 파행 살짝 있다 없어졌다. 가슴쪽이 살짝 요동 심호흡, 흉곽 단전이 뚫린 듯하였다.
4일째에서 5일째에는 밑으로 처지는 항문 괄약근이 올라가는 느낌과 시원한 소변량 증가하였으며 단전호흡시 가슴이 확 뚫린 느낌이 오고 숨 쉬기가 중단전에서 막히지 않고 하단전으로 내려갔다.

6일째에서 9일째 사이에는 지난 겨울 접질렀던 왼쪽 발목이 살짝 아프다 말고 그 후 말짱하여졌으며, 몸이 냉해 잘 안 먹던 참외, 오이가 당겨 많이 먹었다.(평소엔 소화불량) 며칠 전부터 아랫배가 가끔 불편했는데, 검은 변이 진한 황토색으로 돌아왔다. 쓰러질 때 바람 빠진 풍선 같던 몸이 전체적으로 탱탱함을 느꼈다.(기가 충만?)

10일째에서 11일째에는 눈이 많이 밝아짐을 느꼈다.
    음식이 전에 같이 당기지 않았다.(식후 4시간이면 밥 달라고 신호하며 어지럼, 구역감이 있었다.)
    항문 괄약근이 조이게 올라붙었다.
    움직일 때 정상으로 몸 상태가 호전, 불편한 감이 없어졌다.(아침엔 살짝 불편감)
    많이 움직여도 별로 피곤을 못 느꼈다.(다른 때 같으면 많이 무리 드러누워야 한다.)
    1년이 넘도록 고생하던 비염이 많이 호전된 듯하였다. (그 동안은 치료하면 괜찮다가도 다시…)

12일째에서 15일째에서는 아침 명상 호흡 시 몸이 바른 자세로 알아서 잡아주고 조용한 심호흡으로 저절로 움직였다.
    (그 동안 기 부족으로 항상 불편감 있었다.)
    7시부터 산에 올라 운동 후, 서금 요법 공부하고 동대문 시간 몇 시간 헤매고, 서너 정거장 걸어가 집으로 오니 조금 피곤하였다.(무리했나?)

산에 올라 태극권 연습하니 손자 보기 전의 힘이 나왔다.(한창 건강했을 때)

며칠 전부터 피부에 탄력이 생겨 두드려도 별로 아프지 않았다.(기가 탱 탱)

하루 종일 움직여도 피곤을 모르고 다녔다.

비염이 거의 나은 듯 깨끗하였다.(밤에는 계속 수지침 치료)

전에는 계속 염증이 재발, 탈혈 아니면 고름 같은 코가 경/중으로 오락가락했다.

16일째에서 18일째까지는 양치질 후 혓바닥 닦을 때 구역질이 없어졌다. 약간 있던 설태도 없다.

많이 걸으면 종아리가 살짝 아픈듯하던 곳이 없어졌다.

눈이 많이 밝아 보인다.

온 몸이 아기 피부같이 부드럽게 부푼 풍선같이 탱탱하였다.

몸노 개운하고 정신노 맑나.

모든 세포 기능을 활성화시키는 것 같다

한 마디로 최고의 몸 상태와 비슷하며

본인이 바라던 상태로 만족한다고 하였다.

이상과 같이 산야초목 자연영양 액상차의 섭취 결과를 설명을 했다.

미파열 뇌동맥류 50대 여성
단기간에

전남 담양의 50대 여성이 평소에 머리가 자주 아파 화순 대학병원에서 CT를 찍어 검사를 하니 미파열 뇌동맥류로 판명이 났다.
수술이 아니면 어려울 것이라고 하였다고 한다.

서울로 가니 서울 풍납동 병원에서도 수술 외에는 좋아질 방법이 없다고 하였다.
위험하다고 하였다.
수술을 잘한다는 풍납동 큰 병원에서 수술 날짜를 잡았다.

주변의 권유로 산야초목 자연영양식품 액상차를 섭취하고 5년이 지났어도 머리도 아프지 아니하고 건강하게 잘 지내고 있다.

84세 할머니 치매가 좋아졌어요

부산 수영구에 사는 할머니가 수년전 남편이 고신대 병원에서 폐암으로 돌아가신 후 혼자 살고 있었다.
살아가는 딸이 가끔 집에 들러 어머니의 살림과 건강을 살펴 왔다.
어머니가 사는 집 주위 사람들이 어머니가 정신이 없는 것 같다고 조언을 하여 주었다.
어머니의 몸이 예전 같지 않아 검사를 하여보니 콩팥 기능이 많이 좋지 않았다.

초등학교 5학년인 아들과 함께 산야초목 건강영양식품을 들고 어머니 집을 가서 그 날부터 하루에 두 번씩 음용을 한달 동안 하시게 하였다.
한 달 후 어머니의 기력도 좋아지고 검사결과 콩팥 기능이 많이 좋아졌다.
예전과 다르게 몸상태가 좋아 보였다.

그런데 초등학교 5학년 아들이 이야기 하였다.
'엄마, 할머니가 한 달 전 보다 치매가 차이가 나게 좋아졌어요.'
의료적으로 어려운 심혈관 상태가 좋아졌다는 이야기이다.
초등학교 5학년 어린이가 보기에도 확연히 좋아졌다는 것이다.

공황장애 식당운영 처제
병원에서 고통받다 며칠사이 정상으로

전국 여러 곳에 우유를 실어 나르는 유사장이 근심스레 찾아왔다.

50대 처제가 전주역 앞에서 비교적 큰 식당을 하고 있고 처제 딸이 인근 대형병원에서 의료인으로 근무하고 있다고 하였다.

처제가 갑자기 힘이 없고 몸을 가누기 힘들어 딸이 근무하는 종합병원에 입원한지 일주일이 지났는데 공황장애라고 하며 주사 등 처방을 하여도 밥도 못 먹고 몸도 가눌 수가 없다고 큰 일이라고 하였다.
의사들도 방향을 못잡고 난감해 하였다고 한다.

형부의 말을 듣고는 처제가 산야초목을 섭취하고 싶다는 것이었다.

산야초목을 섭취하면서 바로 잠도 잘자고 식사도 잘 하더라고 하였다.
며칠 지나자 병원에서 퇴원을 하고 예전과 같이 식당일을 잘 하고 있다고 하였다.

화장실 갈 때 마음과 나올 때 마음이 다르다고 죽겠다고 지푸라기라도 틀어 잡을 때는 언제고 이제 건강해지니 다 잊어버리고 고마운 줄도 모른다고 웃고 있었다.

치과 의사, 뇌경색 걱정을 덜다

서울에서 50대 치과 의사가 찾아왔다.

몸의 여러 곳이 안 좋은 것 같다고 한다.

병원을 운영하면서 아는 사람들에게 사기를 당해 피해를 많이 보았다고 하였다.
금전적 피해도 그렇지만 절친한 후배에게 당한 일이라 인간적 배신감에 충격이 심해 건강이 아주 안 좋다고 하였다.

40일을 먹더니 기력이 많이 좋아졌다고 하였다.
고맙다고 하였다.
이렇게 좋은 일을 다른 사람들에게도 혜택을 넓혔으면 좋을 것이라고 하였다.

참으로 좋은 것은 생각하지도 않았는데 뒷머리 쪽의 뇌경색의 우려가 말끔히 가셨다고 하였다.
정신적 고통으로 머리에 충격을 받아 항상 뒷머리가 땅기거나 멍멍했는데 한 달 만에 깨끗이 가셔 그것이 무엇보다도 기쁘다고 하였다.

류마티스 관절염이 하루 사이에

경남 거제에 거주하는 60세 여성은 남편과의 사이에 수능을 앞둔 딸 하나를 두었다.
집안의 보물인 딸이 생리통으로 고생이 심하였으나 어떠한 방법도 없었다.
집안의 모든 일이 딸을 중심으로 돌아가고 있었다.
항상 싱글벙글한 마음씨 넓은 남편과 늘 함께 하였으나 딸의 고통을 해결하지를 못하고 전전긍긍하였다.

딸의 생리통은 아직은 딸이 성장 단계이기 때문에 해결이 될 마땅한 방법이 없었다. 성인들에게는 생리통이 쉽게 해결이 되었으나 성장 단계인 딸에게는 통하지를 않았다.
딸이 다 성장하는 기간을 참을 수밖에 없었다.

딸에게 온갖 정성을 다 기울이고 있었으나 정작 자기는 양손의 류마티스 관절염으로 고통을 받고 있었다.

딸의 생리통을 해결하려는 과정에서 자기의 류마티스 관절염에 대하여 산야초목 자연영양식품을 먹게 되었다.

단 하루를 먹었는데 양손의 류마티스 관절염이 싹 없어졌다.
며칠을 먹지를 않았다.

수능을 앞둔 딸의 걱정에 자기의 건강은 여전히 뒤로 쳐지고 있었다.

며칠을 먹고 나서 한 달 정도 지나니 류마티스 관절염이 다시 약간 느낌이 오고 있었다.

며칠을 먹지 않았기 때문에 류마티스가 탈출이 될 체질화가 되어 있지를 않았다.

수능이라도 끝나고 다음에 기회를 보아 뿌리를 뽑을 생각이다.

그래도 류마티스가 거의 해결되었기 때문에 신경 쓰일 정도는 아니라고 하였다.

유방암 수술 림프절 13개 절제
퉁퉁 부어 감은 압박 붕대

대구의 예쁜 30대 여성이 유방암으로 수술을 받았다.
암이 림프절까지 전이되어 림프절을 13개 절제하였다.

몸이 건강하여 암 치료를 잘 이겨내고 있었으나 얼굴이 붓고 팔도 부어 팔에는 압박 붕대를 칭칭 감고 불편한 생활을 하고 있었다.
부어 있는 몸은 약물로도 치료가 되지 않는다고 붕대를 칭칭 감고 있었다. 유방암 수술을 받고 붓게 되면 누구나 이렇게 감아야 한다고 하였다.

산야초목 자연영양식품 액상차를 섭취한지 10일 정도 지나자 부기가 빠져 압박 붕대를 풀어 옛날의 예쁜 작은 얼굴로 돌아왔다.

힘도 좋아져 산을 자주 오르내렸다.

폐암 말기, 위암 출혈, 통증-호전 불가능하다는

부산의 대학병원에 폐암말기와 위암으로 입원해 있던 84세의 할아버지가 심각한 암 출혈이 지혈이 되지 않아 생명이 위독하였다. 의사들은 최대한 양의 지혈제와 수혈로 겨우겨우 빈혈 수치 9.0을 유지하였지만 가족들에게 호전은 불가능하다고 통보하였다.

효성스러운 무남독녀 딸이 산야초목 자연영양식품 액상차를 구하여 하루에 4봉씩 3일을 먹고 혈액검사를 하니 13.0으로 호전되어 있었다.

병원측에서는 의사가 피가 응고되어 있는 데를 바늘로 찔러 채혈하여 그러하다는 등 검사가 잘못되었다고 다시 검사를 하였다. 다시 검사를 하였음에도 빈혈 수치가 12.0으로 나와 지혈제 양을 절반 이상으로 줄이게 되었다.

그 후 수혈을 받지 않아도 빈혈 수치가 10.0으로 유지되어 위급한 상황을 벗어나게 되었다.

당시 딸은 환자에게 처방된 주사바늘을 의사 몰래 빼버리면 의사가 다시 와서 주사를 꽂는 등의 실갱이도 있었다고 의무기록일지에도 기록되어 보관되어 있다.

당시 환자는 산야초목 자연영양식품 액상차를 섭취한 결과, 지혈이 되었음은 물론 통증도 완화되고 기력도 올랐으며 식욕도 많이 회복되었었다고 설명하였다.

또 신장 기능도 많이 좋아졌음이 혈액검사서에 나와 있다고 하였다.

위급했던 아버지가 좋아진 것을 경험한 딸이 자연영양식품 액상차를 남편에게 먹여 보았다.
딸의 남편은 어깨 뒤쪽이 항상 무감각하였는데, 자연영양 액상차를 10일 간 섭취한 결과, 어깨가 편히 잘 올라가고 오랜만에 남자의 힘도 좋아졌다고 하였다.

더욱 당시 온 몸이 너무도 피곤하고 내려앉고 있다는 본인의 느낌으로는 곧 큰 일이 날 것 같다는 불안감이 있었는데, 자연영양 액상차를 먹고 위급한 순간을 넘긴 것 같다고 말하더라고 하였다.

담도암, 담낭, 간, 임파선암
바로 통증 호전, 엄청난 숙변

경남에 거주하시던 할아버지가 담도암으로 서울 상계동 종합병원에서 9시간의 긴 수술 끝에 담도, 담낭, 간 일부, 임파선에 퍼져 있는 암 덩어리를 제거받았다.

고령의 연세라 항암과 방사선 치료를 받지 않으셨다.
퇴원하여 잘 계시던 중 소화가 안 되고 배가 아파 울산 원자력병원에서 PET검사를 해 보니 암이 많이 전이되어 잔여 수명 5개월 정도라고 하였다.
저녁마다 진통제 없이는 잠을 이룰 수가 없고 매일 베개를 움켜쥐고 고통스러워하셨다. 말기암의 고통이 너무도 무서웠다고 했다.

산야초목 자연영양식품 액상차가 도착하는 날 까치가 울며 반갑게 맞이해 주었다. 그 날 저녁부터 바로 진통제 없이 주무셨다.
한 달 정도 섭취하신 결과 진통제는 거의 안 드시고 혈색이 많이 좋아졌다. 기운이 없어 말도 못 하셨는데 가족들에게 호통을 치실 정도로 살아나셨다.
주위에서는 아프시기 전보다 오히려 더 낫다고 축하해 주고 있었다.
자연영양식품 액상차를 드시면서 엄청난 숙변과 함께 장이 편해짐을 느끼고 변도 너무 잘 보고 계신다고 하였다.

가족들은 하나님이 우리 아버지 살리라고 보내준 하늘의 천사라고 생각한다고 하였다.

침 뜸 부항 요법 실력을 갖춘 목사님의 SOS

60대의 점잖으신 수도권의 목사님에게서 전화가 왔다.

신도와 환자들을 상대로 직접 침을 놓고 뜸도 뜬다고 하였다.
침도 각종 여러 침들을 모두 섭렵히여 전통침, 빌침 등 나방년의 침술을 구사할 실력이 다분한 것으로 짐작이 되었다.
사안에 따라서는 뜸도 뜨고 부항 요법도 시술을 하고 웬만한 약재도 직접 처방을 하는 대단한 실력을 갖추신 분으로 생각이 되었다.

그러나 혼자서는 제머리 못깎는다고 산야초목 자연영양식품 영양요법에 구원을 요청해 왔다.
부인이 간염으로 복수가 차기 시작하고, 딸은 만성 간염으로 얼굴이 노랗다고 하였다.
인진쑥, 돼지감자, 까마중 등을 먹여 보고 침을 놓아 보았어도, 그렇게 1년 반이 흘렀어도 병증은 점점 깊어만 가더라는 것이었다.

산야초목 자연영양요법 10일을 행하고 목사님에게서 전화가 왔다. 이 자연영양요법을 더 행하겠다고 하였다.

부인이 몸이 가벼워졌으며 딸의 얼굴색이 좋아지고 있다는 것이었다.

목사님과 의견의 합치가 있었다.
침은 침대로 뜸은 뜸대로 부항은 부항대로 다른 요법은 다른 요법대로 그 요법이 할 수 있는 한정된 개별 능력이 있다는 것으로 동의가 되었다.

병원, 약국을 운영하면서도 어려웠던 피로가 10일 만에

서울에서 대학을 나와 약국도 10년이 넘도록 운영하였으며, 병원도 직접 운영을 하였던 50대 여성 약사가 있다.

약국과 병원 일을 열심히 하다 보니 20년에 걸친 피로가 누적되어 있었을까. 몸에 이상 징후가 나타나기 시작하였다.
부인과 계통으로 불편함이 신호를 보내오고 있었고, 만성피로가 온 몸을 천근만근 무겁게 눌러오고 있었다.

몸이 있어야 사업도 있는 것이고 몸이 좋아야 좋은 일도 기분 좋게 할 수 있는 것 아니겠는가.

약국도 치우고 병원도 정리하였다. 약국과 병원을 운영을 한 경험이 있는 약사로서 몸에 좋은 의학적, 약리적 요법은 모두 해 보았다. 그것이 마음대로 회복되는 질병이 아니라는 것은 그 동안의 경험으로 익히 체험을 해 온 터이었다.

수많은 재료로 복합된 산야초목 자연영양식품 영양요법을 10일을 하자 몸이 가벼워져 있었다.

헤모그로빈 수치가 부족한 딸도 마땅한 방법이 없어 난감해하고 있었다. 산야초목 자연영양요법으로 현존 의학으로 어려운 백혈구, 적혈구 수치가 증가되었으며 혈소판 수치도 좋아졌다는 대학병원 등 종합병원에서의 검사로 증명이 된 자연영양요법에 엄마 약사는 기대가 컸다.

신앙 생활 40년의 만신창이 몸이

67세의 서울에 살고 있는 여성.
남편은 목사로 봉직하고 있는 성직자 가정이다.
말 그대로 온 몸이 허약하여 옷을 입고도 몸무게가 30킬로그램이다.

골다공증, 대장용종 5개 제거, 만성위염, 위하수, 역류성식도염, 자궁의 비정상적 분비물, 냄새, 혈변, 소변거품, 담석, 갑상선 물혹, 피로 등을 하소연하였다.
전화가 더 오래 되면 더 많은 질환들이 튀어나올 분위기였다.
눈을 찌르는 것과 같은 아픔이 있고 눈도 침침하다고 하였다.
여름에도 배를 덮고 자야하며 식사를 하자마자 곧장 화장실로 직행해야 하는 불편한 건강을 가지고 있었다.

주위에 친숙한 한의원들이 여러 군데 있지만 산야초목 자연영양식품 영양요법을 해보고 싶다고 하였다.
목사님은 믿을 수도 없는 민간 요법을 함부로 하지 말라고 하였다.

산야초목 자연영양 요법을 행하고 12일이 지나자 전화가 왔다. 하나님의 은혜로 좋은 인연을 만났다고 하였다.
10일 사이에 몸무게가 5킬로그램이 늘었으며 피로가 풀리고 기운이 나서 즐겁다는 것이었다.
역류성식도염도 좋아졌고 자궁의 냉이 중단되기 시작하고 있다고 하였다.
전화 너머로 즐거운 목소리가 들려오고 있었다.

세 모녀의 13가지 질병들이 10일 만에 요실금, 냉, 냄새, 생리통, 허리통증, 화농성여드름, 소화불량, 피로 등

51세의 엄마와 22세의 큰딸, 20세의 작은딸이 모두 13가지에 이르는 질환의 불편함으로 날이 지고 밤이 새고 있었다.

엄마는 요실금과 피로, 소화불량, 냉, 냄새, 허리통증으로, 큰딸은 생리통, 냉, 냄새, 여드름으로, 작은딸은 생리통, 화농성여드름, 피로로 세 모녀가 모두 제 각각의 걱정거리로 괴로워하고 있었다.

엄마에게서 전화가 왔다.
병원과 한의원을 수도 없이 찾아다녔다고 한다.
많이도 먹어 보았다고 한다.
여러 곳에서 해결할 수 있다고 자신을 하였으나 결과는 항상 실망스럽기만 하였다.

엄마의 괴로움은 참을 수가 있지만 한창 멋을 부릴 나이인 딸들의 생리통, 피로, 화농성여드름은 꼭 해결이 되었으면 좋겠다고 하였다.

산야초목 자연영양식품을 섭취한지 10일이 지나 엄마에게서 전화가 왔다.

맨 먼저 하는 말이 딸의 생리통이 깨끗이 없어졌고 생리의 양도 시원스럽게 나와 무척 개운하다는 것이었다.
이어지는 엄마의 전언은 딸의 화농성여드름이 벗겨지기 시작하고 있으며, 세 모녀 모두 냉이 줄어들기 시작하고 냄새가 없어졌다고 하였다.

피로가 없어져 몸이 가벼워졌고 기침이라도 하게 되면 찔끔거렸던 엄마의 요실금도 잡혔으며 허리통증도 없어졌고 소화불량도 잡혔다고 하였다.

엄마가 마지막으로 말을 하였다.
감사하다고-.
보약을 먹는다고 생각하고 일 년에 한 번씩은 식구들 모두 산야초목 자연영양식품을 먹어야겠다고 하였다.

남편과 자식 곁을 떠나 30년

경상도가 고향인 50대 중반의 여성이 찾아왔다.

입안에서는 백태가 끼고 남들이 싫어하는 입 냄새가 풍겼다.
가슴은 항상 답답하고 기력도 없으며 몸은 적당히 살이 붙어 있었다.
남들이 적당히 살이 쪄 보기가 좋네…. 이쁘네…. 하니 별로 기분이 나쁘지는 않았다.

가족과 떨어져 산에는 있으나 집안이 부유하여 좋은 차를 운전하고 다녔다.
그러나 가족과 남편이 같이 하지 못하는 불편한 세월이 많이도 흘러가고 있었다.
집안이 부유하니 세상에서 나을 수 있는 일은 모두 해 보았다.
백약이 무효였고 실망들이 뒤를 따라다녔다.

이제 체념을 하고 살아갈 연배와 자세가 되어 있었다.
어느 누구도 의사도 한의사도 용하다는 민간 요법도 믿지 않기로 하였다.
가까운 지인이 산야초목 자연영양식품을 한 번 먹어 보자고 하였다.

하도 졸라서,
"또 속는 셈치고 가 보자.
그러나 이번이 마지막이다.

다시는 이런 일로 나보고 가자고 하지 말아라."하고
먼 길을 나섰다.

보자마자
"얼굴이 부으셨군요.
부은 얼굴은 병이 있다는 것을 말해 줍니다.
부은 것이 빠져야 체질개선이 되는 것입니다."라고 말하는 것 아닌가.
기분이 별로 안 좋은 첫 대면의 말이었다.
남들은 복이 있는 얼굴이네, 이쁜 얼굴이네 하였는데…

기분은 섭섭하였지만 자연영양식품을 먹어 보기로 하였다.

10일 안에 조짐이 보이기 시작하더니 20일을 행하여 가자,
30년 세월 괴롭혀 왔던 입안의 백태가 벗겨지기 시작하고 있었다.
난치병이 아니라 불치병이라고 하였는데, 벗겨지기 시작하고 입 냄새도 가시고 있었다.
기력도 점점 솟아나고 있었다.

신장결석이 녹아 없어졌다

지리산 자락에서 산소수를 만들어 일본과 인도에 수출하는 생수 사업을 하는 오투 코리아 박찬석 회장은 수년 전부터 신장결석으로 극심한 고통을 받아왔다.

태권도로 몸이 단련되었으며 젊은 장교 시절 강한 군인이었던 박 회장은 신장결석과 함께 소화불량에 따른 명치끝 통증과 저녁 잠자리에 들려면 귀가 울리는 이명으로 수년간을 괴로워하였다.
몸 곳곳이 말썽을 부리다 보니 체력과 원기도 말이 아니었다.

우선 급한 신장결석 문제부터 해결을 하려고 한 달 동안을 병원에서 레이저로 신장의 결석을 일주일에 한 번 꼴로 두드려 깨기 시작하였다.
레이저가 몸을 관통하여 결석을 부수는 치료에 박 회장은 기진맥진이 되었다.
그래도 박 회장은 기필코 결석을 없애겠다는 각오로 레이저 수술을 한 달이나 잘도 참아 내었다.

병원의 결석 분쇄를 모두 끝내고 이제 신장결석으로 고통받을 일은 없을 것으로 기대를 하였다.
결석의 문제가 병원적으로는 처리가 되었으나 결석의 찌꺼기가 신장에 남아 허리를 통해 느껴지는 통증으로 또 다른 고통이 몰려오고 있었다.

박 회장은 이제 산야초목 자연영양식품을 섭취하기 시작하였다.

섭취 후 10일이 지나자 신장결석의 찌꺼기가 모두 녹아 없어졌는지 허리의 통증이 말끔히 가셨다.
명치 끝의 통증도 없어졌다.
매일 저녁 괴롭히던 이명도 가셨다.
보너스가 생겼다.
원기가 회복되어 다시 강건한 남자가 된 것이다.

박 회상은 이러한 결과들이 이해가 되지 않는 놀라운 일이라고 했다.

이명은 뇌의 신경 이상으로 고치기가 어렵다고 병원에서 말하였는데…,
결석도 병원이나 한의원에서 절대로 녹아 없어진다는 것은 있을 수 없다고 하였는데 …,
명치 끝 통증도 위장장애로 절대 고쳐지질 못하였는데…,
많은 보약을 먹어 왔지만 원기나 체력이 절대 회복이 되지를 않았지 않았는가.
박 회장은 산야초목 자연영양식품을 먹고 이제까지 병원이나 한의원에서 절대 고칠 수가 없었다는 네 가지의 불치병이 한꺼번에 없어졌다고 좋아하였다.

박 회장은 이제 한국 전통의 산야초목 자연영양식품의 위대함과 신비스러움에 새삼 고마워할 수밖에 없다고 하였다.

갑상선암 수술 후유증, 퇴행성 관절염, 신장기능 간단히 좋아져. 여성
13년 고통스러운 호흡기 장애 10여일에 모두 졸업하다. 남성

부산의 50대 여성이 3년전 부산에 있는 대학병원에서 갑상선암 수술을 받았다.
목주변의 림프절을 여러 개 다수 잘라내고 갑상선의 한 쪽만 절제하였다.

수술후 대학병원에서 평생을 갑상선약을 먹어야 된다고 하여 그렇게 하고 있었다.
직장생활에 매일 출근을 해야 되고 몸은 천근 만근 무거워 항상 지치고 지쳤다.
몸의 여러 곳이 불편하였다.

전라도에 살고 있는 남동생이 13년을 호흡기 질환으로 한 번 기침이 시작되면 두 시간을 넘게 계속 기침이 끊기지 않는 고통스러운 상태였는데 산야초목을 10일 섭취하고 말끔히 나았다고 그래서 수개월이 지난 지금도 재발하지 않고 좋다고 하였다.

누나도 갑상선암 수술로 많이 괴로우니 동생이 선물로 보내주겠다고 하여 그냥 한 번 먹어 보기로 하였다.
산야초목을 섭취하는 날부터 대학병원의 갑상선약을 비롯하여 그 동안 먹고 있던 모든 건강식품을 끊고 산야초목만을 먹었다.

먹는 바로 그 날부터 몸이 날아갈 것 같고 속이 편하여졌다.
그 동안 몸의 불편한 곳이 그 후로 전혀 불편한 점을 못느끼고 있다고 하였다.

3년 누워 있었던 갑상선 이상 3일째에 일어나 일하다
시동생도 10년 비염의 끝을 보다

부산에 사는 50대 여성이 갑상선 기능 이상으로 가정 살림도 못하고 3년 간을 자리에 누워 있었다.
거기에 만성비염까지 몸을 괴롭히고 있었다.

남편은 사람들의 건강을 위해 일을 하는 건강식품 20년 경력의 식품업계 베테랑이었다.

남편이 산야초목 자연영양식품의 소식을 듣고 누워 있는 부인에게 산야초목 자연영양식품을 먹이기 시작하였다.

외지에 출장을 갔었던 남편이 3일 뒤 귀가를 하였다.
남편은 자기의 눈을 의심하면서 집으로 들어서고 있었다.

3년을 내리 자리에 누워 있었던 부인이 자리에서 일어나 고추밭을 메고 있었다.
이렇게까지 효과가 빠르다니….
홍삼이고 뭐고 자기도 대한민국의 좋다는 식품이나 약은 죄다 알고 있는데….
이런 그야말로 믿기 어려운 신기한 일이 벌어지다니….
부인의 만성비염도 깨끗해져 있었다.

바로 울산에서 10년 비염으로 고생하는 동생에게 연락을 하였다.
각종 건강식품을 먹고 헛일만 해 온 동생이 일 없다고 하였다.

"먹어라.
 먹어 보아라.
 이런 일은 내 건강식품 20년만에 처음 있는 일이다."
울산에서 사업을 하는 50대 동생도 20일을 먹고 지긋지긋한 비염의 끝을 보았다고 한다.

20년 갑상선기능항진 섭취 10일만에
콜레스테롤 수치도 떨어지고

전북 전주에 거주하는 50대 여성이 20년을 갑상선 기능 항진증으로 정기적인 병원의 치료를 받아왔다.
동생의 남편 제부가 목포의 유명한 병원 원장이다.
병원의 약을 꾸준히 먹어도 차도가 없어 포기하고 살다싶이 하는 생활이었다.

잠을 자도자도 피곤이 풀리지 아니하고
부인이 아침에 일어나기가 힘드니 남편은 아침을 스스로 차려 먹고 있었다.

매일 아침 9시, 11시가 지나도 자리에 몸을 뉘어놓고 살았다.
집안의 청소는 아예 엄두도 못 내있고 심지어 부엌의 가스불도 커기가 힘이 들었다.
웬만한 물건도 들 수가 없을 만큼 기력이 쇠진해 있었다.
자동차 운전도 할 수 없었다.

남편이 부인의 병을 고쳐 보려고 힘든 몸을 이끌고 숨이 턱에 차는 등산을 자주 시켜 보아도 별무 효과였다.
그렇게 고통의 20년 세월이 흘렀다.

남편인 대한민국 ROTC 중앙회 부회장인 박찬석 회장이 산야초목 자연영양식품을 구해 아내에게 먹였다.
먹기 시작한지 일 주일도 안 되어 아내가 몸이 가벼워져 아침 6시경이면 눈을 뜨고 살림을 한다고 부산대는 바람에 박 회장이 아침 잠자리가 불편하다고 하소연하기에 이르렀다.
걱정이었던 콜레스테롤 수치도 대폭 떨어졌다고 하였다.

박 회장의 부인은 이제 병원약을 먹지 아니하고도 기력이 튼튼해져 일상생활이 젊었던 시절과 같은 모습으로 돌아왔다.
산야초목 자연영양식품을 정확하게 14일을 먹고 일어난 현상이다.

부인은 이제 아침 준비도 잘하고 자동차 운전도 하고 바깥일로 외출도 자유롭게 한다.

친척들과 어울려 밤을 새우고도 피곤하지가 않다고 기뻐하였다.

60년 비염이 10여일에 해결되다
67세, 76세 남성

지리산 동쪽 언저리 맑은 냇물이 흐르는 풍광 좋은 곳에서 천존을 모시고 그 날을 기다리며 도를 닦는 76세 남성이 있다.
명문 중고를 나오고 서울에서 명문 공대를 졸업한 엔지니어이기도 하다.

집안이 비교적 부유하였으나 중학교 때부터 비염으로 고생을 하였다.
입안 위쪽을 들어내고 코 안의 껍질을 벗기는 축농증 수술도 해 보고 별스러운 약을 평생 찾아다녔으나 그러려니 하고 포기하고 살았다.

산야초목 섭취한 지 보름이 안되어 90% 이상 나았다고 좋아히였다.
어떻게 90%라는 숫자가 나왔는지는 잘 모르지만 아무튼 좋아졌다니 다행이다.

67세의 부산에 사는 열렬한 교회 장로가 집안 내력으로 평생 비염으로 고생을 하였다.
형제들이 그러하고 집안 내력이 그렇다고 하니 그냥 살아왔다는 것이다.
산야초목을 먹기 시작하자마자 몸의 기력이 솟고 컨디션이 쑤욱 올라왔다고 한다.
60년을 괴롭혔던 운명의 비염이 10일 사이에 사라졌다고 하였다.

딸 셋을 두어 둘이 간호사인데 한 딸은 일산 국립암센터 간호사였으며 한 딸은 간호 양호교사라고 하였다.

일반적으로 비염을 앓는 사람은 남성인 경우 정력도 좋은 편이 아닐 것이라고 하였더니 수긍을 하였다.
이제 정력도 많이 좋아졌을 것으로 생각된다.

비염으로 고생하던 비구니 스님들

경남의 사찰에 계를 잘 지키며 조용히 기도하는 비구니 스님들이 있다.

해맑은 미소의 천진함에 속세의 미련은 거둔지 오래였다.
비구니 스님들을 괴롭히는 일이 단 한 가지 있었다.

봄 철 꽃 피는 무렵이나 가을 철 스산한 공기가 대지에 내려오면 스님들은 재채기를 하고 콧물이 흘러 새벽예불에 부처님께 송구하고 신도 대면시 체면도 그렇고 괴롭기 짝이 없었다.

신도들이 달걀 기름이라고 가져다 주고 다른 여러 몸에 좋은 것들을 가져다 주어도 영 낫지를 않았다.
10여 년이 지나도 재채기와 콧물이 흐르는 일은 괴로운 친구가 되어 일상의 일이 되고 세월은 그렇게 흘러갔다.

어느날 신도 중 무거운 병에 걸렸던 사람이 산야초목 자연영양식품을 먹고 며칠만에 좋아진 것을 목격하였다.

비구니 스님들이 산야초목 자연영양식품을 먹은 지 며칠도 되지 않아 몸이 가뿐해지고 재채기도 없어지고 콧물이 나오지 않기 시작하였다.

새벽예불에 부처님께 송구하지 않고 마음을 집중하여 부처님께 공양을 올릴 수 있게 되어 한없이 기뻤다. 신도들을 만날 때에도 코를 훌쩍거리지 않게 되어 얼마나 다행인지 모르겠다고 하였다.

30년 산장의 여인 마음과 몸이 풀려

20살 무렵부터 알 수 없는 병으로 30년을 산에서 주로 지내왔던 아름다운 여인.

결혼도 하지 아니하고 50대 초반이 되었다.
30여 년의 세월에 그녀는 항상 몸을 떠나지 않는 고질 불치병으로 고생하여 왔다.

가슴이 항상 무겁고 머리도 아프고 가끔 어지럽고 다리에 힘도 없고… 이것이 무슨 병인가.
병원에 가면 신경성이라 하고
한의원에 가면 기력이 처음부터 부실하여 나을 수 없는 병이니 조심하여 살아가라고 하였고…
용하다는 철학관에 가면 그 병은 평생 지녀야 될 병이니 그런 줄 알고 살아가라고 하였다.

병원약도 먹어 보았고 주사도 맞아 보았고 침과 쑥뜸도 해 보았고 기도도 숨이 차도록 해 보았고…
천성이 고와 남을 원망할 줄도 모를 것 같은 그녀…
그냥 이대로 살아가는 가 싶었다.

산야초목 자연영양식품을 먹자 10일 지났을 무렵 바로 좋아졌다.
"가슴이 풀렸어요.
 머리가 아프지 않아요.
 힘도 좋아졌심더…"

40대 여성의 서프라이즈

인천에 산다는 40대 여성분이 연락이 왔다.
항상 기력이 달려 침대에서 늦게 일어난다는 것이었다.

몸도 아무 이상이 없고 병원에서도 그렇게 이야기한다고 하였다.
그래도 본인은 항상 몸이 무겁다고 하였다.

그 동안 먹은 보약이 홍삼을 비롯하여 몇백만원도 넘을 것이라고 하였다.

산야초목 자연영양식품을 먹고 싶다고 하였다.
3일째에 항의 전화가 왔다.
3일이면 다른 사람들은 좋아졌다는데, 왜 자기는 3일이 되었어도 기력이 좋아지지 않느냐는 것이었다.

그 이튿날 다시 전화가 왔다.

"너무 너무 고맙습니다.
 오늘 아침 눈이 일찍 떠지고 몸이 하나도 무겁지가 않아요.
 몸이 무척 가벼워졌습니다.
 고맙습니다.
 실로 몇 년만에 느껴보는 기쁨입니다."
서프라이즈라고 극구 칭송을 해 주었다.

시골 목사님의 감사 인사

남쪽 땅끝 마을 부근 교회 목사님이 바쁜 교회일로 원기가 달리셨나 보다.

점잖은 말씀으로 산야초목 자연영양식품을 먹어 보고 싶다고 하였다.

겨우 3일이 지났는데, 감사의 전화가 왔다.
원기가 바로 솟는다는 것이었다.

이번에 먹고 한 번 더 먹어야 되느냐고 문의하셨다.

한 번만 드셔도 될 것 같다고 대답하였다.

그 뒤로도 목회일을 잘 하고 계신 것 같다.

특허청 의약품 심사관도 원기가 솟고

여름이면 많은 사람들이 더위로 원기가 부족하다.

30대의 특허청 의약품 심사관이 격무로 원기가 달려 좋은 약이나 좋은 식품을 찾고 있었다.
의약 계통의 전문가로서 경험이 많다 보니 어느 약품, 어느 식품이 건강에 좋을 것이라는 개념이 확실한 사람이었다.

눈에 띄는 새로운 요법이 보였다.
특허도 출원 중에 있었다.
일체의 인공적 요소가 없는 순수한 자연영양식품 요법이었다.
처음 보는 새로운 요법이었다.

먹기 시작한지 7일 정도 지나자 전화가 왔다.
"많이 좋아지셨군요." 하니 어떻게 아느냐고 거꾸로 물어 왔다.

산야초목 자연영양식품을 섭취하고 나면 우선 확연하게 섭취한 사람의 목소리에 에너지가 느껴지는 힘이 실려 있음을 알게 된다.
목소리가 배 밑에서 힘 있게 올라오는 것을 듣는 사람이 느끼는 것이다.
본인이 좋아지다 보니 서울에 있는 가족들에게도 자연영양식품을 먹게 했다.

한의원 3대째, 세상을 다시 살다
당뇨 수치도 떨어지고

할아버지, 아버지가 서울 강북에서 한의원을 하셨던 3대째 손자가 찾아오셨다.
낭신노 침으로 많은 사람들을 구제하고 있다고 하셨다.

전직 국회의장, 유명한 탤런트들이 이분의 시술을 받고 건강이 좋아졌다고 한다.

75세를 넘겨 공기 좋은 남해안으로 거처를 옮기고 계셨다.

뜰에 웬만한 밭이 있었다.
밭을 손수 일구어 상추를 심을 셈으로 곡괭이를 쳐들었다.
곡괭이를 3번 쳐들고 나니 더 이상은 곡괭이를 들 수가 없었다.

당뇨도 있고 죽을 때가 된 것 같으니 이제 준비를 해야 된다고 생각하셨다.

산야초목 자연영양식품이 좋다고 하니 한 번 먹어 보기나 하자고 찾아오셨다.

산야초목 자연영양식품을 10일 먹고 나니 힘이 솟기 시작하였다.
당뇨도 떨어지고 있었다.
40가량이 떨어졌다.

굽었던 등허리가 꼿꼿이 펴져 있었다.

곡괭이를 들고 밭으로 나갔다.
한 번에 텃밭을 다 일구어 냈다.

귀인을 만나, 도사를 만나 이렇게 좋아졌다고 하셨다.

몇 년이 지났어도 노년을 더 건강하게 살면서 더 많은 사람들을 구제하고 계신다.

얼굴이 작아졌다고 좋아하는 일본 여성

요코하마에 산다는 30대 일본 여성이 귀여운 아들, 딸, 남편과 함께 찾아왔다.
이 여성도 일본에서 건강과 관련된 스포츠 맛사지 비슷한 직업을 갖고 있었다.

몸에 뭐 좋은 것, 날씬해지는 것, 그러한 것을 찾고 있었다.
아울러 불안한 암에 대해 좋은 것을 미리 먹어 두는 것도 좋겠다고 하였다.

산야초목 자연영양식품은 섭취 결과, 인체에 무리하게 살이 빠지는 원리가 아니다.

신장이나 방광 등 인체 장기의 이상으로 발생하는 건강상 부어 있다고 생각되는 그러한 경우의 사람들이 대부분 기능의 호전으로 살이 빠지는 결과가 있었다.

10일 정도 지나 연락이 왔다.
자기 얼굴이 작아져서 기분이 좋다고 하였다.
일본 여성들도 작은 얼굴을 선호하는가 보다.

출산으로 바쁘게 살아오고 본인도 못 느꼈던 장기의 이상이 정상 가까이 몸이 회복되면서 원래대로 돌아갔을 것이다.
이러한 경우는 40대, 50대, 60대 여성들에게서 자주 목격되고 있다.

그 동안 고된 인생에서 쌓여 왔던 노폐물이 빠져 나가면서 얼굴의 노폐물도 허리의 노폐물도 빠져 나가 날씬한 예전의 몸매가 돌아온 결과일 것이다.

중년 이후 건강이 좋아지면서 얼굴이 작아지거나 살이 빠지거나 허리가 작아지거나 한 것은 모두 불로장생의 가능성이 보이기 시작한 것으로 생각할 수 있다.

일본 여성도 얼굴이 작아진 것도 좋지만 보다 중요한 것은 귀중한 건강이 돌아온 것이다.

부산의 60대 후반 여성도 산야초목 자연영양식품의 영양을 섭취한 결과 동창회에 가면 친구들이 얼굴이 작아졌다고 하여 기분이 좋은데, 또 좋은 점은 허리에 잡혔던 살까지 빠져 허리가 날씬해져 옷을 고쳐 입어야 한다고 하였다.

40세 처녀 얼굴의 비지가 하룻밤 사이에

인천 지역 중학교 교사인 40세 처녀에게는 밤이나 낮이나 떠나지 않는 고민이 있었다.

날씬하지는 않지만 몸 어디에도 불만이 없었다.
그런데 언제부터인지 얼굴에 뽀루지 비지 같은 것이 수도 없이 생겨나 거울을 보기가 무서웠다.
하지만 그럴수록 거울을 더 들여다보고 있었다.
결혼도 해야 되는데, 참으로 답답한 얼굴이었다.

결혼을 생각하고 있는 처녀였으니 할 수 있는 일은 다 해 보았다.
병원, 한의원, 좋다는 건강식품들을 수도 없이 경험해 보았다.
실망의 시간이 길게도 이어지고 있었다.

그래도 결혼 날짜는 잡았다.
이제 신혼여행도 가야 되는데, 새로운 고민이 다시 생기기 시작하였다.

믿지는 않았지만 세상에 또 한 번 속는다는 생각으로 산야초목 자연영양식품을 먹기로 하였다.

기적이 하룻밤 사이에 일어나 있었다.
산야초목 자연영양식품이 저녁나절에 도착하여 그 날 하루 단 한 봉지만을 먹고 잠을 자게 되었다.

한 봉지만을 먹고 이튿날 일어나 거울을 보니 깨끗한 얼굴의 선생님이 거울에 나타나 있었다.
하룻밤 사이에 운명이 바뀌어 있었다.
최고의 신혼여행 선물을 받은 것이다.

이튿날 전화를 걸었다.
"이게 다시 돌려지는 것은 아니지요?"

신혼여행에서 돌아온 즉시 다시 전화를 걸었다.
"평생을 먹을 겁니다. 잊지 말고 항상 연락을 주세요."

여대생 여드름이 7일 만에 미인으로

서울 봉천동에 사는 22세 여대생이 얼굴에 붙어 다니는 검은 여드름으로 걱정이 많았다.

강남 고속 터미널 2층 뮤란에서 아르바이트를 하고 있었다.
어떤 손님이 학생의 얼굴을 보고 딱하여 여드름을 없애고 싶냐고 물었다.
여대생이 큰 소리로 "네에"라고 대답하였다.

7일을 먹고 그 여대생과 손님이 다시 만나게 되었다.
여대생이 너무도 좋아하였다.
몸이 날아갈 것 같다고 하였다.
간 기능이 좋아진 것이다.
얼굴에서는 피부 밑에서 하얀 새로운 피부살이 검은 여드름 딱지를 밀어내고 있었다.
대장 기능이 좋아지고 있었다.

여대생의 어머니에게서 전화가 왔다.
고맙다고 고맙다고 하였다.

그 여대생은 미인이 되어 한국의 보배 삼성전자에 다니고 있다.

위암이라고 유언한 위궤양

50대 부산 여성이 위에 통증이 있고 불편하여 병원에도 무서워 못 가고 자신은 위암에 걸렸으니 죽게 됐다고 하였다.

남편과 자식들에게
"나는 이제 위암에 걸려 죽을 것 같으니 잘들 살아라." 하고
유언을 하였다.

식구들이 끌고가 병원에서 정밀검사를 해 보니 위궤양이라고 하였다.
통증은 심하고 소화도 안 되고 위궤양이 암으로 된다는데, 위암이나 위궤양이나 마찬가지 아니냐고 하면서 죽을 마음을 놓지 않고 있었다.

산야초목 자연영양식품을 섭취하고 이틀도 되지 않아 증상이 가벼워지고 있었다.
10일을 먹으니 이제는 죽어서는 안 된다고 하였다.
죽을 수가 없다고 하였다.
위궤양으로 인한 위의 손상도 모두 채워졌다고 하였다.

곁에서 지켜보던 남편이
"무엇이 그렇게 좋노?" 하면서
자기도 함께 먹기 시작했다.
이 남편은 매일 소주로 살아가는 사람이었다.

남편이 먹어 보니 술 뒤끝이 이제까지 자기가 먹어본 모든 위약보다도 월등히 좋다고 하였다.
술을 마시기 전에 먹으면 술이 잘 들어가고,
술을 마신 뒤에 먹으면 술 뒤끝이 그야말로 깨끗하고 개운하다는 것이었다.
이상하게 아래쪽 힘도 생긴다고 하더라고 하였다.

생리불순이 잡혀 기분이 좋다고

서울 망원동에 산다는 36세 여성이 찾아왔다.

자궁에 근종이 5센티미터 정도 되는데, 걱정이 많다고 하였다.
생리 때가 되면 검붉은 피가 나와 기분도 영 안 좋다는 것이었다.
할 수 있는 모든 방법을 다 해 보았다고 하였다.

산부인과에도 가 보고 한의원에도 가 보고 고향의 부모님에게서도 약도 받아 보고…
결과는 항상 실망뿐이었다고 하였다.
산부인과에서는 수술을 권하지만 영 마음이 내키지 않는다고 하였다.

이제 마지막 방법이라는 것이었다.
먹기 시작한지 일주일째에 전화가 왔다.

오늘 아침에 터진 생리의 색깔이 밝은 선홍색이어서 너무너무 기분이 좋다고 하였다.
예전의 검붉은 응어리진 덩어리들의 생리 상태가 단번에 잡혀 기분이 날아갈 것 같다는 것이었다.
생리의 뒤끝이 너무너무 개운하다고 하였다.

17년 자궁병이 며칠 만에

울산에 거주하는 39세의 여성이 정확히 17년 동안 자궁에서 역한 냄새가 올라와 고생을 하였다.

결혼을 한지 17년째이므로 결혼 생활 내내 냄새가 난 것이다.

병원, 한의원은 다 찾아다녔고 나중에는 별 요상한 방법까지 다 해 보았다고 하였다.
요상한 방법을 어떻게 하였는지는 말을 하지 않아 잘 모르는 일이다.

울산에 사는 사람들이 산야초목 자연영양식품을 자주 찾는다.
정력이나 알레르기 비염 등의 문제로 찾아왔다.

남편이 정력을 위하여 산야초목 자연영양식품을 주문하였다.
옆에서 듣고 있던 부인이 그렇게 좋은 것이면 나도 먹어 보자고 하였다.

부인이 먹고 나서 단 하루가 지났는데, 17년을 괴롭혔던 아래쪽의 악취가 없어지지 시작하고 있었다.
정확히 3일을 먹고 결혼 생활 내내 흘리던 냄새가 완전히 사라졌다.
냄새가 사라졌음은 물론 부인의 힘이 좋아졌다고 하였다.

간경화 20년, 강한 남자가 되다

경기도 성남시 중원구에 거주하는 40세 남성이 간경화로 20년을 고생하고 있었다.
이 남성은 결혼도 미루고 20년을 간경화 치료를 위해 온갖 방법을 다 하여 왔으나 모두가 허사였다고 했다.

심지어 공기 좋은 산 속으로 들어가 운동도 하면서 산속 생활로 간경화를 떨쳐 버리려고도 하였으나 이것도 별 효과가 없었다.

그러던 중 12월경 시작된 감기로 혹독한 고생을 하게 되었다.

보통 병원에서 처방해 주는 약을 일주일 정도 먹으면 떨어지던 감기가 링거주사까지 맞았는데도 낫지를 않았다.

기침도 너무 심하여 식상노 못 나가고 한 달 밖을 꼼짝을 못 하고 방 안에서 밖에 나간 날짜는 손으로 꼽을 정도였다.
병원의 진찰로는 축농증이 생겼으며 면역력이 많이 소진되어 있다고 하였다.

고향에 가는 길에 돌아서 산야초목 자연영양식품을 구하여 먹기 시작하였다.
일주일이 지나니 그렇게 심하던 기침이 멎었다.

아침에 일어나면 몸이 개운해지기 시작했다.
보름을 먹고 나서 인천 성모병원에 가서 2달에 한 번씩 하는 정기 피검사를 받았다.

황달과 GOT GPT 감마GPT가 양호해졌다.
간 기능이 좋아지고 있었다.

먹기 시작한지 한 달이 지나 정력이 강해진 것을 아침마다 느끼고 있다고 하였다.
거칠던 피부도 촉촉해진 것 같다고 하였다.

상하이 푸단 대학 항암 부작용 단기간에

40세의 중국 여성이 찾아왔다.
상하이에 거주하고 있는데 푸단 대학병원에서 6개월 전에 난소암 수술을 받았다고 하였다.

푸단 復旦 대학은 양성자 중입자치료기를 설치하고 암 환자들을 진료하고 있는 중국의 유명한 대학병원이다.
세계적으로 암 치료 보조 요법으로 알려진 곽림 신기공의 본거지일 정도로 양한방을 이용한 통합 암 치료를 하고 있다.

이 여성은 항암 치료를 푸단 대학병원에서 받고 있는데, 백혈구 수치가 떨어져 항암 치료를 받을 수가 없다고 하였다.
백혈구 수치가 더 떨어지면 죽기 때문에 푸단 대학의 담당 의사도 걱정이 크나고 하였다.
또 항암 치료로 기력이 딸려 매우 힘이 들다고 하였다.

자기는 반도체 부속기기를 수입하는 일 때문에 한국을 자주 방문한다고 했다.

산야초목 자연영양식품을 먹기 시작한 지 며칠 만에 힘이 솟기 시작하였다.
항암 치료로 탈진한 몸이 살아나고 있었다.

항암 부작용으로 암 환자들은 구토, 무력감, 저림 등이 있다.
산야초목 자연영양식품을 먹기 시작하면서 대부분의 사람들이 짧은 시간 안에 이들 항암 부작용들이 해결되어 극심한 고통으로부터 벗어났다.
이 여성도 그와 같은 동일한 경험을 하고 있었다.

푸단 대학병원으로 담당 의사를 찾아갔다.
백혈구 수치가 5,000 정도 올라 있었다.

담당 의사도 기뻐하면서 우선 맥이 좋아져 좋다는 것이었다.
맥은 우리 말로 원기라고 설명하였다.
중국 의사답게 맥도 보면서 암을 치료하고 있었다.

강남의 한의사 부친, 암 출혈이 잡히다

한국의 유명한 대기업 회장이면서 아들이 한의사인 60대 회장님이 모교인 서울대학병원에서 방광암 수술을 받았다.

수술 뒤끝의 후유증으로 출혈이 계속되고 있었고 배뇨도 시원하지가 않았다.
원기도 떨어졌으며 정력도 소식이 없었다.
암증으로 인한 출혈은 현존 의학의 최고 지혈제를 투여하여도 잡히기가 너무 어려운 것으로 알려져 있다.

정부 부처의 장관이라는 입각 제의도 사양할 정도로 세상명리에 투철하고 탁월한 전문지식을 갖춘 사회적 명성이 있었지만 낫지 않는 출혈과 병마는 어찌할 수가 없었다.

잘 아는 친구의 조언으로 산야초목 자연영양식품을 먹기 시작하였다.
먹기 시작한 지 일주일 정도 경과하자 출혈 현상이 사라졌으며 원기가 좋아져 컨디션이 매우 좋다고 알려 왔다.
한 달이 지났는데 매일 새벽이면 젊었을 때 느끼는 기분 좋은 잠자리 기운이 강하게 소식을 보내온다고 하였다.

소변줄기가 그렇게 시원해져 기분이 아주 상쾌하다고 하였다.

7년 사이 폐암, 담관암, 직장암, 뼈암, 척추암 4회 재발
한 달 만에 간증하겠다고

부산 해운대에 거주하는 58세 남성이 처음 직장암 수술을 받고 4년 후 전이되어 폐암 수술을 또 한 1년 후 또 전이되어 담낭암 수술을 받았다.

2년 후 65세가 되어 다시 담관암, 폐암, 폐 임파절암, 경추 흉추 골반 뼈 머리뼈 등에도 암이 전이되고 담관암 폐쇄성 황달이 와 절체절명의 위중한 상황이 되었다.
검사를 더 세밀하게 하였다면 다른 인체 부위에서도 암이 발견될 가능성이 매우 높았다.

통증은 온 몸을 엄습하고 밥도 영 먹을 수가 없는 지경이었다.
결혼을 한 딸이 거주지 가까운 곳에 있어 아버지의 병 수발을 하고 있었는데, 병원에서 이제는 가망이 없다고 손을 놓자 몹시 간절한 목소리로 산야초목 자연영양식품을 구하여 갔다.

아버지 몸의 8곳 이상에서 암이 발생하였거나 재발을 하여 병원이나 가족들이나 환자가 살아난다는 것을 기대한다는 것은 정상적인 사고로는 불가능하였다.
아버지의 극심한 고통을 보면서 딸은 죽고 싶다는 말을 하고 있었다.

자연영양식품을 먹으면서 3일이 되자 아버지가 식사를 하고 싶어 하신다고 밝은 목소리로 전갈을 해 왔다.

10일이 지나자 아버지가 홍어를 먹고 싶어 하신다고 문의를 해 왔다.

부산에 사는 사람이 어떻게 홍어를 먹고 싶어 하느냐고 물었더니 아버지의 고향이 전라남도 영암이라고 하였다.

고모가 영암에서 30만 원에 흑산도 홍어를 구해 와 홍어를 잘 먹었다고 하면서 다시 홍어 내장을 먹고 싶어 하신다고 어떻게 하면 좋겠느냐고 하여 내장은 어려울 수 있지 않겠느냐고 하였는데, 이튿날 다시 전화가 와 아버지가 몰래 홍어 내장 두 점을 먹어 버렸다는 것이었다.

홍어 내장을 먹고 아버지는 배가 뒤틀려 병원으로 실려 갔지만 자연영양식품은 계속 먹는 것이 좋겠다고 권장하였다.

그 후 한 달을 먹고 아버지는 밥도 잘 먹고 통증도 없어졌고 기력도 올라 본인은 암에 대한 걱정이 없어졌다고 하였다.

독실한 기독교 신자들인 가족들은 하나님이 기도를 들어주셨다고 기뻐하였다.
간증도 하겠다고 하였다.

딸은 다음에 남편도 잡수시게 하고 3살 아들에게도 자연영양식품을 먹였다.
전화를 걸어와 자연영양식품이 만병통치약이라고 하였다.

췌장암 말기 20일 만에
장례식장에서 8시간을 앉아 문상을

전북대학병원에서 72세의 여성에게 췌장암 말기 시한부 인생을 선고하였다.
암이 간과 폐에까지 전이되어 있었다.

병원에서는 치료할 방법이 없다고 하였다.
병세가 악화되어 집 안에 자리를 보전하고 문 밖 출입을 할 수도 없었다.
다만 집에서 사회 복지 관련 단체에서 보낸 간병인에게 환자의 수발을 맡기고 그저 대책 없이 고통스러운 시간을 보내고 있었다.
간병인은 환자의 임종에 다소나마 도움이라도 준다는 입장으로 간병을 하고 있었다.

발이 넓은 친정의 남동생이 소식을 늦게 듣고 산야초목 자연영양식품을 알려 주었다.
이 남동생은 당시 대한민국 ROTC 중앙회 부회장이자 원광대학교 총동문회 15대 회장인 박찬석 회장으로 지리산 아래 남원에서 산소수를 제조하는 O2 코리아 회장을 하고 있었다.

박찬석 회장은 부인이 20여 년을 갑상선 기능항진증으로 자리에 누워 고생을 하던 중 산야초목 자연영양식품을 단지 14일을 먹고 정상인으로 돌아온 것을 보고 누나에게 산야초목 자연영양식품을 권하게 되었다.

몸져 꼼짝도 어려웠던 이 여성이 자연영양식품을 3일을 먹은 후 전주시 호성동 만경가의 긴 뚝방 길을 걷겠다고 집을 나섰다.

집안 식구들이 무리라고 말렸지만 환자의 마음적 자신이 충만하여 마침내 뚝방길을 걸으며 시원한 외출을 하게 되었다.

식욕이 좋아져 식사도 잘 하고 돼지고기 족발도 맛이 있게 먹기 시작하였다.

일주일이 지나자 전주에서 70킬로미터 떨어진 거리에 있는 지리산 둘레길까지 먼 거리를 차를 타고 가서 인근의 동생 박찬석 회장의 공장도 구경을 하고 부근의 식당에도 들러 인척들과 식사자리에도 함께 하였다.

20일이 지날 무렵,
친정의 작은아버지가 돌아가시어 문상을 가겠다고 우겨 장례식장까지 문상을 가게 되었다. 문상을 온 조문객들이 문상을 받을 사람이 문상을 온 것을 보고 크게 놀라고 있었다.

이 췌장암 환자 여성은 꼿꼿한 자세로 건장한 남자도 견디기 어려운 장장 8시간을 앉아 기나긴 문상을 하고 있었다.

뒤늦게 이러한 사실을 알게 된 아들이 부랴부랴 어머니를 찾아 강제로 문상을 중단하고 집으로 모셔갔다.

췌장암 말기, 40일 만에 정상인으로

창원 마산에 거주하는 89세 할머니가 췌장암이라고 하였다.

할머니가 속이 불편하다고 하시어 병원에 가서 진찰을 해 보니 췌장암 말기 진단이 나왔다고 하였다.
89세의 고령이라 확실한 검사를 못해 보았지만 병원에서 췌장암이라고 하니 앞이 막막하였다.

46세의 늦둥이 아들이 고령의 어머니에게 수술이나 다른 치료를 할 수는 없어 주위에서 말을 듣고 산야초목 자연영양식품을 찾았다.
먹기 시작한 지 10일경부터 그렇게 속이 불편해하시던 어머니가 속이 편해진다고 하였다.

40일을 드시고 기력도 나고 식사도 잘 하시고 속도 완전히 편해지셨다.

그 후로 할머니는 건강하게 마을 길에서 주민들과 잘 어울리고 계신다고 하였다.

간 혹 4개가 한 달 만에 소멸

서울 흑석동에 거주하는 45세 남성이 간에 혹이 4개나 발견되어 간암이라고 걱정이 태산이었다.

병원에 가기 전에 속이 메스껍고 기력이 딸려 강남 삼성동에 잇는 아는 병원에 가서 진찰을 받았다.

초음파 검사를 해 보니 간에 혹이 1센티미터 크기 등 4개가 발견되고 간암이 의심된다고 하였다.
힘이 없고 메스꺼운 원인이 밝혀졌지만 간암일 것이라니 걱정이 이만저만이 아니었다.

자연영양식품을 3일을 먹었는데, 새벽 잠자리의 무엇이 심하게 발동을 시작하였다.
"이거 정력제 아니요?"
라고 물어 왔다.

산야초목 자연영양식품은 섭취결과, 남녀 불문하고 기력이 좋아져 온 결과들이 대부분이다.

자연영양식품을 한 달을 먹고 다시 강남의 그 병원을 찾았다.

의사 선생님이 남성을 침대에 뉘여 놓고 초음파로 샅샅이 검사를 하여 갔다.
20분이 넘도록 세밀하게 찾아다녔다.
간의 혹이 얼마큼 커졌는가를 확인하려고 아주 오랜 시간을 찾아다녔다.

남성 환자는 가슴이 두근반 세근반 하였다.
이렇게 오랫 동안 검사를 하는 것을 보니 간의 혹이 무척 커졌나 보다 싶어 불안하였다.

검사를 끝낸 의사가 물었다.
"무엇을 먹었습니까?
 간의 혹이 모두 없어져 버렸습니다."

호스피스 병동에서 위암 말기 환자가 걸어서 퇴원하다

광주 광역시 종합병원 호스피스 병동에서 말기 위암으로 누워 들어와 자연영양식품을 20일 간 섭취하고 20일 만에 할머니 환자 스스로 걸어 나가는 일이 벌어졌다.

이 할머니는 위암이 폐로 전이된 상태에서 극심한 통증으로 호스피스 병동으로 실려 왔다.
고흥이 고향인 할머니는 얼마 전까지 80세 고령에도 고향에서 밭일을 하며 부지런히 살아온 한국 어머니들의 표상과도 같은 사람이었다.

대학병원에서 진찰을 받아 위암 말기로 판정이 되자 병원에서는 수술을 권하였다.
어머니의 일생에 가슴이 아픈 딸이 병원에서는 어머니를 살릴 수 없다고 생각하고 소문을 듣고 자연영양식품을 찾아 나섰다.

자연영양식품을 드시기 시작하자 죽으로 연명하시던 할머니가 밥을 달라고 하시기 시작하였다.
20일이 지나자 호스피스 병동에서 걸어서 퇴원을 하였다.
병동의 간호사들이 눈이 휘둥그레졌다.

위암 말기에 폐까지 전이된 80의 고령 할머니가 기력이 올라 걸어 다니고, 그리고는 스스로 걸어서 퇴원을 하는 것이 눈앞에서 벌어진 것이다.
병원 치료를 일체 받지 않은 사람들 중에서 삼천 명 중 한 명 꼴로 암이 자연 퇴출되어 암이 고쳐진 사례가 있다고 의료계에 보고되어 있다고 한다.

이러한 경우도 자연 퇴출된 사례로 될 수 있는 지는 모를 일이다. 인위적으로 만들어진 자연 퇴출일까?

수년 째 불면증 바로 잘 자다

산야초목 영양차가 좋다고 여기저기 도움을 주고 다니던 유사장이 정작 자기 아내가 수년째 불면증으로 잠을 못 이루어 수면제를 늘상 복용하고 있다고 하소연하였다.

유사장의 아내는 평생을 학교에서 영양급식 관련 일을 해오는 솜씨 좋은 음식 전문가이다.
학교일을 마치고 집에 와 피곤한 몸을 쉬고 잠을 편히 자고 싶어도 수년째 이어져온 불면증으로 많이 괴로워 하였다.

혹시나 하고 유사장이 산야초목 영양차를 먹도록 하였다.
유사장 아내는 산야초목 영양차를 먹고 바로 그 날부터 잠을 잘 자게 되었다고 좋아 하였다.

유사장 자신도 코로나 백신 3차를 접종하고 몸이 불편해지기 시작하자 바로 그 날 밤 산야초목 영양차를 먹고 잠자리에 들었더니 평소보다 몸이 훨씬 가볍고 일찍 일어났다고 하였다.

유사장은 이제 산야초목 영양차를 알게 되어 건강상이나 질병쪽으로는 절대 불안하지가 않아 즐겁다고 하였다.

척추수술 원로목사 사모
기운 넘치고 밥을 더 먹다

부산시 토정동에 거주하는 은퇴한 원로목사의 70세 사모님이 2021년 5월경 척추 수술을 받았다.
수술 후유증으로 구토를 하고 음식을 보면 역겨워 냄새 피우지 말라고 하여 원로목사가 생활이 매우 불편하다고 하였다.
게다가 사모는 수술 후 통증도 심하여 움직이지를 못하여 옆에서 보기에 너무 안쓰러웠다고 하였다.

7월경 2차 수술을 앞두고 있어 몹시 불안하였다.
그래도 수술을 해야 한다고 하니 또 견디기 어려운 상황을 마주해야 한다고 생각하니 그야말로 고통이었다.

평소에 잘 아는 장로가 목사 사모의 불편을 알고 산야초목 영양차를 드렸다고 한다.
2차 수술 후 산야초목 영양차를 먹은 목사 사모는 힘이 넘치고 밥도 잘 먹고 하니 이번에는 원로목사가 불안하였다.
1차 때는 밥을 멀리 치우라고 귀찮케 하더니 2차 수술 후는 밥을 더 달라고 하니 오히려 이상하다고 말을 하였다고 한다.

목사 사모는 장로에게 더 좀 먹을 수 없느냐고 하더라고 장로가 웃으며 말을 전해 왔다.

코로나, 코비드19
며칠사이에 좋아지다

임실에 30세 두 아이의 엄마가 코로나 양성 판정을 받고 한 시간 후에 남원의료원에서 차량이 집으로 와 태우고 가서 곧 의료원에 격리된다고 하였다.
한 시간 가량의 시간 여유가 있으니 산야초목 액상을 한 봉 먹고 30분후에 다시 한봉 먹고 의료원으로 실려 갔다.

얼마 지나지 않아 아팠던 목이 좋아지고 기침도 멎었다고 한다.
의료원에서 검사를 하니 희미하게 코로나 감염이 나타났다고 한다.
이틀 가량 후 코로나 모든 증상이 좋아졌다고 하였다.

부산 수영구에서 초등학교 5학년 남자 어린이가 코로나에 감염되어 자리에 누워있다 산야초목 액상 2봉시를 믹고 곧 좋아졌다.
서울 강남구 대치동에서도 초등학교 3학년, 5학년 남자어린이가 코로나에 감염되어 머리가 아프고 구토가 나고 콧물을 흘려 자리에 누워있었으나 3학년 어린이는 산야초목 액상 1봉지, 5학년 어린이는 2봉지를 먹고 모두 회복되었다.

70대 남성이 코로나 증상이 소멸되었다

낮에 사람 많은 식당에 가 순대국밥 먹은 것이 화근이었을까.

저녁이 되니 발목이 시리고 머리가 개운하지 않고 기분이 좋지 않고 자리에 누워있고 싶고 코에 물이 나오고,
결정적으로 가슴 깊숙한 폐에서 숨이 막힐려고 하고 답답 갑갑하였다.
산야초목 한 봉지를 먹자 다소 완화되는 것이 느껴졌다.
완전히 개운하지가 않아 두 시간 만에 다시 한 봉지를 먹었다.
30분도 미처 되지 않아 몸이 개운해지고 폐도 답답하지 않고 숨도 막히지 않고 콧물도 없고 기력이 올라 새벽 3시까지 일하고 숙면을 하였다.

서울에서도 50대 남성 둘이 코로나에 목소리가 변하고 격리되어 고생을 하다 산야초목 두 봉지를 먹고 모두 개운해졌다.

코로나 백신 부작용에서
바로 좋아지다

부산에 거주하는 대학병원 간호사가 코로나 백신을 맞고 통증이 왔다.
같이 근무하는 다른 간호사들도 똑같은 증상으로 통증으로 불편해 하였다고 한다.

이 간호사는 어머니가 산야초목 영양차를 한 달을 먹고 평생 먹던 갑상선암 수술 후 먹는 약을 아예 끊고도 기력이 넘치고 부었던 얼굴이 빠졌으며 무릎 관절도 말끔히 좋아져 등산도 거침없이 하는 것을 집에서 보고 자기가 코로나 백신부작용으로 통증으로 괴로워 산야초목 영양차 한 봉을 먹었다.

먹고나니 얼마 안가 통증이 말끔히 사라서 동료 간호사에게 이런 일이 있었다고 하니
그럴 리가 있느냐고 잘 믿기가 어렵다고 하더라고 하였다.

울산에서 62세 여성이 코로나 백신인 아스트라 제네카 접종을 받고 목이 아프고 기력이 떨어지고 눈은 충혈이 되고 몸의 살이 빠지고 있었다.
평소에 몸이 비교적 건강하였는데 백신에 무기력하게 고통받고 있었다.

공진단이 몸에 좋다고 하여 한 달 가량을 먹었으나 아무런 효험도 없었고 여전히 고통을 받고 있었다고 한다.

산야초목 액상을 먹으면서 곧장 좋아져 3일이 지나자 불편했던 것이 대부분 없어지고 얼굴도 거의 회복이 되어가고 있었다.

제2편

자연영양식품의 영양섭취 결과

산야초목 자연영양식품의 영양 섭취 결과 나타난 사실들

1. 뇌졸중, 중풍, 파킨슨병

"세상에서 가장 슬픈 병"이라는 치매.
기억을 잊다 점점 자신도 잃어 가는 치매.
한국 내 치매 환자는 「2017 중앙치매센터 연차보고서」에 의하면 70만 명을 넘어서고 있다.
식품의약품안전처에 따르면 치매란 정상적으로 생활하던 사람이 후천적으로 다양한 원인에 의해 기억, 언어, 판단력 등 인지 기능이 떨어져 일상 생활에 상당한 지장이 나타난 상태를 말한다.
다양한 증상이 있지만 크게 시간, 계절 등을 구분하지 못하거나 말을 잘 못하고 가스레인지 사용법을 잊어버리는 등의 형태로 나타난다.

건망증은 치매와 비하여 자연적인 노화 현상으로 기억력 감소로 인해 경험의 일부를 잊어버리는 등의 형태로 나타난다.
치매는 뇌의 손상이 원인으로 경험한 것 전체를 잊어버리고 이를 스스로 깨닫지 못하는 경우이다.

건망증과 치매를 구분하는 방법은 어떤 힌트를 주었을 때 이를 다시 기억하는지의 여부다.
예를 들어 약속 장소에서 기다리는 친구에게 전화를 받고 약속을 다시 기억한다면 건망증일 가능성이 크다.
약속 자체를 기억하지 못하면 치매일 수 있다.

현존의 허가된 치매 치료제는 원인을 치료하기보다는 인지 기능이 떨어지는 것을 완화하기 위한 것이다.
치매를 치료할 약품은 현존의 의술로는 어렵다는 이야기이다.

노망이라고 옛날부터 알려진 치매나 알츠하이머병, 뇌졸중, 파킨슨병은 모두 뇌의 건강 이상에서 비롯된 질환들이다.

대장 폴립을 나을 수 없어 수술을 두 번이나 받았던 미국의 레이건 전 대통령도 알치하이머병으로 투병을 하다가 회복을 하지 못하고 세상을 떠났다.
의과학의 세계 선진지이며 세계 모든 의료인들의 의료 선진 연수지인 미국의 의료인들도 알츠하이머라는 병명만을 붙혀 놓고 노령의 대통령을 구하지 못하였다.
알츠하이머가 뇌의 숨골 부분에 단백질이 쌓여 발생한 병이라는 것만을 발표하고 치료의 성과를 올리지 못하였다.
레이건 전 대통령의 뇌에 덮힌 단백질이 두 번에 걸쳐 시술하였던 대장 폴립의 수술과정에서 있었던 투약의 화학적 후유증인지 부작용인지는 밝혀진 바도 없다.

교황 바오로 6세는 평생을 파킨슨병으로 고생하다 고통을 받으며 임종을 하였다.
세계 13억 가톨릭 인구의 교황이니 세계 최고의 현존 의료의 보살핌을 받았을 것임에도 낫지도 못하고 선종을 하였다.

2019년 7월 25일 뉴스에 한국의 기초과학연구원 IBS의 연구진이 베타아밀로이드와 타우 단백질 같은 뇌 노폐물이 뇌에 쌓이면 신경세포 뉴론 neuron 을 파괴하여 퇴행성 뇌질환을 유발한다는 이론에서 출발하여 동물 실험을 통해 노폐물이 배출되는 배수구를 처음으로 찾아내었다고 보도했다.
생쥐의 뇌 하부의 뇌막 림프관이 뇌에 쌓인 노폐물을 내보내는 '배수구' 역할을 하는 것을 실험으로 확인한 것이다.
"뇌 하부 뇌막 림프관의 배수 기능을 향상하는 약물을 개발하면 퇴행성 뇌질환 치료 방법의 새 실마리를 제시할 수 있을 것"이라고도 부연하였다.

일반직으로 지내는 민간에서는 사람이 늙어 영양 상태가 부족하면 발생한다고도 하였으며 좀더 의학적이나 식품영양학적으로는 콜레스테롤 수치가 높아 혈관을 막아 발생한다고도 하였다. 혹은 혈관이 굳어져 발생한다고도 하였다.
민간에서 알려져 온 치매 원인과 의과학적 측면의 콜레스테롤 과다, 혈관 굳음도 모두 의미 있는 이론들이라고 생각된다.

문제는 다양한 원인 규명도 좋지만 이를 해결할 방법을 아직까지 찾지 못하고 있다는 것이다.
미세한 혈관을 뚫는 의술이나 극도로 미세한 혈전도 융해하여 통과시킬 수 있는 약물이 아직까지 발견되지 않고 있다.
뇌에 쌓인 단백질을 녹이거나 정화해 낼 청소부 물질을 만들지도 못하였으며 발견도 하지 못하였다.
이러한 청소부 물질들이 우리 앞에 나타난다면 뇌졸중, 치매, 알츠하이머, 파킨슨병들 대부분이 해결될 것이다.
현존 의학은 그저 원인 규명에도 힘이 드는 모양새이다.
수술이나 약물 등 의과학적으로 어렵다면 뇌의 기능을 살려주는 식품영양학적으로 자연영양적으로 접근을 시도하여 보면 어떠할까.

실제로 산야초목 자연영양식품의 영양을 섭취한 결과,

익산에서는 81세 고령의 택시 운전사가 뇌졸중 의심으로 3일에 2회 넘어지고도 빠른 시간 내에 회복되어 다시 택시 운전을 하는 일상 생활로 복귀하였으며,

어느 치과의사는 항상 뇌졸중 의심으로 불안하였는데, 산야초목 자연영양식품을 한 달을 먹고 뒷머리가 불안했던 부분이 말끔히 가셨다고 하였으며,

서울 서대문에서는 중풍 후유증으로 불편하였던 60대 여성이 산야초목 자연영양식품을 섭취한 결과 한달 가량에 중풍 후유증에서 회복되었다고 알려 왔으며,

서울 유명 병원에서 뇌동맥류로 수술 날짜를 받아놓았던 50대 여성은 산야초목 자연영양식품을 먹고 5년이 넘게 지났어도 재발하지 아니하고 정상적인 일상 생활을 하고 있다.

계룡산 아래에 살던 80세 할머니는 파킨슨병으로 10여 년 동안 대소변을 받아내었는데, 산야초목 자연영양식품을 섭취 시작한지 7일째 아침에 스스로 혼자 일이니 화장실에 갔다는 일화들이 있었다.

알츠하이머로 끝내 기억을 찾지 못하고 별세한 레이건 대통령이 한국의 산야초목 자연영양식품을 먹었다면 어떠한 결과가 있었을까.

파킨슨병으로 오랜 세월 고통을 받다 세상을 떠난 교황 바오로 6세나 권투 선수 무하마드 알리가 한국의 산야초목 자연영양식품을 섭취하였더라면 바오로 6세와 무하마드 알리의 노후는 어떻게 되었을까.

2. 신장 기능

신장 질환 계통의 의료인들은 콩팥이 한 번 나빠지면 다시는 회복이 불가능한 것으로 이구동성으로 설명을 한다.

콩팥이 다시는 좋아지지 않기 때문에 신장 투석을 하거나 신장 이식을 받는 것으로 되어 있다.
신장 이식을 하면 평생 면역 억제제를 복용해야 하거나
신장 투석을 하여도 매주 3회 가량 하루에 3시간 이상씩을 병원에서 투석을 받아야 하는 신체적 불편함도 문제이지만 일상생활의 비정상적인 상황으로 생활 자체가 너무 고통스러운 것이다.
암 환자가 암의 원인으로 사망에 이르기도 하지만 암 치료 도중 인체에 흡수되는 각종 화학성 약물에도 콩팥 기능이 나빠져 숨지는 경우가 허다하다.

콩팥 기능이 나빠진다는 이야기는 대체적으로 콩팥의 여과율이 바닥에 가까이 가고 있다는 이야기이다.
콩팥은 인체의 혈액을 걸러 좋은 영양 성분은 다시 혈류를 통해 인체로 돌려보내고 노폐물은 소변으로 내보내는 기능을 하며 생체 항상성 및 내분비 기능을 한다.

한쪽의 콩팥에는 150만 개 가량 양쪽 합쳐 250만 개 가량의 여과 장치인 네프론 nephron 이 있다.
네프론은 사구체(토리)와 사구체를 둘러싸고 있는 보안주머니, 보안주머니와 연결된 요세관으로 구성되어 있다.
콩팥이 걸러낼 수 있는 입자는 대략 4nm 이하이며 7nm 정도에 이르면 여과가 불가능하다고 한다.

그러면 사구체의 기능이 신축성이 좋아 입을 크게 벌려 좀더 큰 노폐물을 흡수하여 내려 보내든지 간이 인체에 흡수된 여러 성분들을 모두 4nm 이하로 융해하여 신장에 보내주면 문제가 해결될 수 있는데 왜 이러한 문제가 발생하는 것일까.

인체에 들어온 성분을 모두 분해하여 몸에 이로운 물질로 만드는 간이 상당한 부분을 책임져야 할 일일 것이다.
뱀이 입을 크게 벌려 먹이를 삼켜 소화를 하듯이 네프론의 사구체가 입을 크게 벌려 노폐물을 빨아내어 내보내거나 아울러 인체의 화학 공장인 간의 기능이 좋아져 성분을 잘게 부수어 콩팥에 공급하면 해결될 일이다.

콩팥의 정상적 여과율 GFR 수치를 120이라고 할 때, 여과율 저하의 과정이나 상태를 몸이 인식을 잘 하지 못하다가 15 정도에 이르면 몸이 불편함을 김지하여 병원에서 투석을 시작한다고 한다
현존 의학의 신장 기능 회복 불능의 원칙이 전 세계 의학계의 불문율이 되고 있는 현실이다.

의료계에서는 설령 신장과 관련하여 호전의 양태가 있었다는 소식이 전해지면 그러한 경우는 일시적인 것으로 신장에 나쁘게 작용하는 약품이나 식품을 중지하면 신장 기능이 다시 좋아진 것으로 인식될 뿐 정말로 신장 기능이 좋아진 것은 아니라고 이해를 시킨다.

그러나 이러한 신장 관련 의료계의 설명이 있음에도 산야초목 자연영양식품의 영양 섭취 결과는 이러한 고정 의료 관념의 신장 관련 의료계에 도움이 될 수 있는 여러 긍정적 신호와 사실들이 제시되

고 있다.

산야초목 자연영양식품의 이러한 긍정적 섭취 결과는 앞장의 결과 사실들에 대학병원 등의 과학적 혈액 검사를 근거로 하여 구체적으로 나타나 있다.

신장에 나쁜 영향을 받게 되는 항암제 치료를 받는 대학병원에 입원한 암 환자의 자연영양식품 섭취 결과와 평소에 약을 먹지 않았는데 신장의 기능이 안좋았던 사람의 자연영양식품의 섭취 결과 나타난 혈액 검사 결과를 제1편에 싣고 비교할 수 있도록 하였다.

일시적 회복이라는 의료계의 설명은 당연히 타당한 면도 있지만 혹시 식품영양학적으로 신장에 필요한 영양 성분이 공급되어 신장 조직이나 기능이 회복되거나 좋아지고 더불어 간 기능이 좋아져 함께 신장의 원래 기능으로 다시 돌아가고 있다면 어떻게 이해를 하여야 할까.

병원 치료를 받던 중 신장 기능이 나빠지면 병원에서는 치료를 포기한다고 한다.
병원에서 많은 환자들이 신장 기능의 악화로 목숨을 잃는 경우가 많다.
병원에서 신장 기능이 나빠지면 자연영양식품을 섭취하여 영양을 공급하여 신장 기능을 높여 치료를 계속한다면 어떠할까.

신장 기능이 좋지 않아 신장 투석을 받을 사람들이 산야초목 자연영양식품을 먹고 영양 상태가 좋아져 신장 수치가 좋아지고 체질이 개선되어 투석을 받지 않아도 될 수 있을까.
그리하여 정상적인 왕성한 사회 활동으로 돌아갈 수 있을까.

3. 간기능, 황달

간 liver, 肝 은 인체 우측 가로막 아래 복부에 위치해 있으며 탄수화물 대사, 아미노산 및 단백질 대사, 지방 대사, 담즙산 및 빌리루빈 대사, 비타민 및 무기질 대사, 호르몬 대사, 해독 작용, 살균작용 등의 다수의 주요 기능을 담당하는 장기이다.

간에 관련된 질병으로는 크게 간염, 지방간, 알콜성 간 질환, 간암, 간경변증, 황달, 림프종, 간농양, 간혈관종 등이 있다.

간 질환의 검사는 혈액 검사, 초음파 검사, CT 검사 등을 이용한다.
혈액 검사에 간 기능 검사와 간염 바이러스 혈청학적 표지자 검사가 있다.

간은 인체에 들어온 수많은 물질들을 5,000여 가지에 이르는 화학적 분해나 처리작용을 하여 인체를 생존하게 하며 다른 장기에 도움이 되는 작용을 한다.

간은 전체의 80% 가까이 손상이 와도 의료적으로는 회복이 가능하다고 알려져 있다.
그러나 현실에서는 간 질환이 회복되기 위해서는 너무 어려운 의료적 현실임을 받아들일 수밖에 없다.
간 질환이 발생한 환자들에게 마땅히 효과적인 의약품이 추천되지 못하고 있는 것이다.

민간요법에서는 한때 웅담이 불치의 간 질환에 매우 효과가 있는 것으로 알려져 왔지만, 기막힌 효험이 있었다는 실례를 찾기가 어렵다.

강물의 웅담이라는 다슬기, 깊은 산속 미나리 등이 좋다고 한때 바람이 있었지만 질병의 상태에 비하여 커다란 효과를 기대하기가 어려운 일이다.

암 환자들이 병원에서 치료를 받는 도중 황달이 심해지면 대학병원 등에서는 환자의 가족들에게 장례 준비를 하라고 통보한다.
현존 의학적으로 심해진 황달 증상의 위험도를 나타내는 담즙 구성 성분인 빌리루빈 bilirubin 수치를 낮출 방법이나 묘안이 없기 때문이다.

의학적으로 이렇게 난해한 경우나 간 기능적으로 비정상적인 경우에 산야초목 자연영양식품의 영양을 섭취한 결과, 즉시 호전되어 위험의 순간을 벗어나거나 퇴원을 한 사실들이 자주 있다.
섭취한 결과 빌리루빈 수치가 안정적이 되었거나 GOT, GPT 등 간 기능 수치가 호전된 대학병원 등의 혈액 검사 결과가 이러한 사실들을 나타내고 있다.
이 책 앞장의 여러 섭취결과 사실들에서 확인이 가능하다.

4. 비염

비염 鼻炎, rhinitis 은 코안의 염증을 뜻한다.

알레르기성 비염과 만성 비염으로 나누인다.
비점막이 충혈되고 종창하며 코 막힘, 콧물, 재채기의 증상이 있다. 체내의 산소 공급을 감소시켜 뇌 기능 저하를 가져오기도 하기 때문에, 특히 수험생들은 각별히 신경을 써야 한다.
방치하면 치매로도 연결될 수 있다는 스웨덴의 연구 결과도 있다.
국민건강보험공단의 자료에 2017년 한 해에만 689만 명이 진료를 받았다.
알레르기성 코 과민 반응 증상은 남녀노소 누구에게나 나타난다.
낫기가 어려워 병원에서는 콧속의 표피를 벗기는 수술을 하기도 한다고 하나 일정 시간이 경과하면 다시 재발한다고 알려져 있다.

콧속에 소금물이나 약물을 바르거나 씻어내는 여러 민간요법 같은 방법들로 시도를 해 보아도 일시적으로는 좋아졌다가 다시 고통을 받는다고 한다.
그렇게 5년, 10년 간을 콧물, 재채기 등으로 고생하였다고 한다. 기력도 없었다고 한다.

산야초목 자연영양식품을 섭취한 결과, 많은 사람들이 비염이 재발도 아니하고 기력도 좋아졌다고 알려왔다.
산야초목 자연영양식품을 섭취한 결과, 60년, 10년도 된 비염들이 좋아지면서 기력이나 정력도 함께 솟아나는 섭취 결과를 보면 비염은 인체의 기력과 상당한 연관성이 있는 것으로 나타났다.

이 책 제1편에 오래 된 비염으로 고통을 받았던 여러 사람들이 산야초목 자연영양식품의 영양 섭취 결과 빠른 시간 안에 좋아졌으며 다시 재발되었다는 연락도 없는 섭취 결과 사실들이 소개되어 있다.

5. 갑상선 기능 이상

갑상샘 甲狀腺, Thyroid 은 목 중앙에 위치하여 후두와 기관에 연결된 내분비샘이다.
나비의 날개와 같이 좌엽, 우엽으로 구성되어 있으며 무게는 12~20g 정도이다.
혹이 나면 만져질 수도 있다.

갑상선 기능 항진증으로는 안구가 돌출되는 바제도씨병이 있으며, 갑상선 기능 저하증으로는 조금 먹어도 살이 찌거나 무기력해지는 증상이 나타난다.

방사선 피폭으로 인해 발생하는 질병 중 빈도가 가장 높은 것이 골수 오염으로 인한 백혈병과 피부암, 갑상샘 질환이다.

갑상샘은 내분비계에 속한 기관으로 호르몬의 생성과 분비가 일어나는 기관이다.
티록신, 삼아이오딘티로닌, 칼시토닌의 호르몬이 분비된다.

티록신이 분비되면 포도당이 분해되고 세포 호흡의 속도가 빨라지고 물질 대사가 촉진된다. 체온이 올라가고 심장 박동이 빨라지는 등 생물체의 체온 유지에 관여하며 유아의 신경세포 분화와 성숙에 영향을 준다.

삼아이오딘티로닌은 티록신과 함께 체온 유지와 신체 대사의 균형을 유지하는 데 쓰인다.
칼시토닌은 혈액의 칼슘이온농도와 관련이 있는 호르몬이다. 혈액과 뼈, 신장 등에서 칼슘 이온 농도의 균형을 잡는 역할을 한다.

갑상샘 뒤쪽에는 콩알 크기의 기관이 좌우로 두 쌍 붙어 있는데, 부갑상샘으로 갑상샘과 마찬가지로 내분비기관이다.

갑상선 기능 항진이나 갑상선 기능 저하 모두 인체 호르몬의 불균형으로 초래된 어려운 질환들이라고 한다.
항상 기력이 부족하여 정상적인 사회생활이 어려우며 평생 의약품으로 견뎌야 한다고 알려져 있다.

갑상선 기능 이상과 관련되어 산야초목 자연영양식품을 섭취한 결과 며칠 사이에 20년 간 불편했던 혹은 수년간 불편했던 증상이 좋아진 사실들이 있다.

6. 류마티스 관절염

관절은 뼈와 뼈를 연결시켜 주며 연골과 활막으로 이루어져 있다. 활막은 관절액을 생성하는 얇은 막이다.

류마티스 관절염 rheumatoid arthritis은 관절 활막에 염증이 일어나는 만성 전신 질환이다.
관절의 파괴가 일어나 기능의 장애를 가져온다.

모든 연령층에서 발병하나 35~50세 사이에 많이 나타난다. 남녀 1 대 3의 비율로 발생하는 여성 질환에 가깝다.

손과 발이 붓고 아프며 관절이 뻣뻣해지고 잘 펴지지 않고 열이 나기도 한다.

일상생활에 장애를 가져올 수 있으며 통증, 피로감, 체중 감소, 우울 증상으로 수명이 단축될 수도 있다.
한국의 유병률은 인구의 1%까지도 나타난다.

류마티스 관절염은 림프구가 우리 몸의 일부를 외부에서 침입하는 세균으로 잘못 알고 공격하여 질환이 발생하는 자가면역 질환이며 관절과 관절 주위의 뼈를 파괴한다.

류마티스 관절염은 대부분 호전과 악화를 반복하면서 진행하게 되며, 의학적으로 아직까지 예방하거나 완치시킬 수 있는 방법은 없다.
그러나 류마티스 관절염의 진행 속도를 늦출 수는 있다.

(국가건강의학정보)
증상을 완화시키는 다양한 방법들이 제시되고는 있다.

2018년 겨울 무렵 미국의 시카고에서는 미국 류마티스 관절염 발표회가 있었다.
이 곳에서는 세계 여러 제약사들이 개발한 신약들을 소개하고 임상실험을 6개월, 12개월 하였다는 결과를 발표하였다.
그만큼 치료 기간이 상시간 필요하다는 방증이다.

산야초목 자연영양식품을 섭취한 결과, 이제 막 시작된 류마티스 관절염 여성의 경우에 며칠 만을 섭취한 결과 통증 등 관절염 증상이 깨끗이 사라졌다고 하였다.
오래 된 류마티스 관절염의 경우도 빠른 시간 안에 좋아졌다는 섭취 결과의 증언이 있다.

7. 족저근막염

족저근막염 足底筋膜炎, plantar fasciitis 이라고 요즘 새로이 발바닥과 관련된 질환이 알려지고 있다.

족저근막은 발뒤꿈치 뼈에서 발바닥 앞쪽으로 5개의 가지를 내어 발가락 기저 부위에 붙은 두껍고 강한 섬유띠를 의미한다.
섬유띠는 발의 형태를 유지하고 발에 전해지는 충격을 흡수하며 체중이 실린 상태에서 보행시 중요한 역할을 한다.
이러한 족저근막이 반복적으로 미세한 손상을 입어 콜라겐의 변성이 생기고 염증이 발생한 것을 족저근막염이라고 한다.

주로 가만히 있을 때는 통증이 없다가 움직이면 통증이 생기고 서 있을 때는 뻣뻣한 느낌이 있으며 하루가 지날수록 통증이 심해지기도 하다.
발바닥이 통증이 있어 걷기가 어렵거나 발바닥이 뜨겁다는 것이다.

족저근막염은 6~18개월 가량의 시간이 지나면 스스로 좋아지는 자한성 질환으로 알려져 있기도 하다.
여러 가지의 보존적 치료를 하여도 호전이 없는 경우, 족저근막을 늘려주는 수술을 할 수도 있다.
수술 성공률을 70~90%까지로 알려져 있지만 신경 손상 등의 합병증을 고려하여야 한다.
산야초목 자연영양식품을 섭취한 결과, 불과 10여 일 사이에 괄목할 만한 좋아짐이 있었다고 전해 왔다.

8. 요실금

요실금은 본인의 의지와는 상관이 없이 소변이 유출되는 증상이다. 여성에서 발생 빈도가 높으며 한국 여성의 40%가 요실금을 경험한다고 한다.
빈뇨는 24시간 동안 8회 이상 배뇨하는 증상을 말한다.

요실금은 수명에는 지장을 주지 아니하지만 일상생활을 불편하게 하여 삶의 질을 떨어뜨린다.
밤중에 자주 소변을 하게 되면 잠도 편히 들 수가 없어 건강에도 문제가 발생할 수 있다.

요실금의 원인으로는 요도괄약근의 약화, 골반근육의 약화, 뇌 등 신경계 이상, 방광수축 이상 등 여러 원인들이 있다.
해결하는 방법으로 운동 기구를 권장하는 경우들도 있고 병원에서는 수술로 치료할 것을 권하고 있다.

산야초목 자연영양식품의 섭취 결과, 수술을 경험하지 아니한 사람들 대부분에서 짧은 시간 안에 요실금이 좋아진 섭취 결과들이 있다.
자연영양식품의 섭취 결과를 감안하면 요실금도 영양 상태의 불균형에서 초래되었을 가능성이 높은 것으로 추정되고 있다.

이상의 요상한 질환들을 자연에 존재하고 있는 천연영양 물질로 완화가 된다면 어떠할지 궁금해진다.
비타민 C는 피로를 회복해 주고 간 기능을 좋게 해 주며 칼슘은 뼈를 튼튼히 하고 골다공증을 좋게 해 주고 아연은 남성의 힘을 좋게 해 주며 마그네슘은 만성 피로를 풀어주고 염증에 효과가 있다는 원리와 같은 취지로 식품영양이 인체에 가져다주는 유익함을 자세히 들여다 볼 필요가 있다.

오프라 윈프리를 변호했던 마이클 그레거의 주장처럼 식품영양학적으로의 접근이 필요한 시기가 온 시대일까.

미국 같은 의료 선진지에서는 이미 마이클 그레거와 같은 수많은 학자나 의료인들이 이러한 주장들을 펼치고 있다.

인공적, 화학적 영양식품이나 인공적 영양 보충제가 아닌 자연영양식품이기 때문에 부작용도 없다.

9. 암, 말기암

암과 난치병에 대한 사회적 현실

암 癌 Cancer 은 요즘 미국에서는 3명 중 1명, 한국도 3명 중 1명이 걸리는 병이다.
암 이외에도 현존하는 의학의 체계로 병명도 없거나 아니면 신경성 혹은 과민성이라는 이름으로 그럴 듯하게 이름이 붙혀지고 포장된 이상한 병명들이 자꾸 발견되고 있다.
이미 의학의 수준이나 능력으로 파악되지 아니하거나 해결이 포기된 질병들이 많이 있다.

의식주가 현대화되고 문명이 발달한 사회일수록 암의 발병 비율이 높다.
인류의 생활은 현대화 이전의 생활상에 비하여 어떠한 변화된 환경에서 살고 있는가에 따라서 암의 발생 상황이 다르게 나타난다.

공업 국가에서 환경적인 대처가 미흡하면 공기나 하천, 지하수의 오염들이 자주 일어나고 오염의 영향권 지역의 사람들은 알게 모르게 콧속으로 폐속으로 오염 물질이 유입될 것이며, 피부나 옷에 붙어 피부나 모공 속으로 유해 물질들이 신체속으로 파고들 것이다.

의약품이나 생활편의 제품의 공업적인 생산이나 화학적 결합 혹은 화학적 물질의 여러 성분으로 인한 편리함과 함께 불편한 비건강적이고 비위생적인 그리고 질병 유발적인 여러 원인들이 갈수록 증가하고 있다.

생활 속에 파고든 방사선 물질들이 인체에 심각한 위해 요소로 작용을 하고 있다. 침대나 먹거리의 위험성들도 상존하고 있다.
건강을 지키기 위하여 일상적으로 접하는 CT의 방사선 피폭은 후쿠시마 원전의 안전량인 피폭량을 상회할 수도 있다.
후쿠시마 방사능은 두려워하면서 그것보다 높은 CT 방사능의 위험성은 왜 두려워 하지 않는가.

식품 공업의 발달로 화학적인 첨가제 혹은 필요 성분의 화학 물질을 추출할 때 사용하는 촉매제의 위험성이 상존하고 있으며, 유전자 변형 곡물이나 유전자 변형 식물의 인체 내 유입으로 벌어지는 신체의 이상 반응에 따른 질병 유발의 위험성들이 식생활에 상존하고 있다.

고도로 발달되고 복잡한 사회 구조와 범지구화적인 활동 반경과 혼란스러운 의식과 사상의 혼잡들에서 비롯된 강박된 관념과 스트레스로부터 생산되는 악성 호르몬의 분비들이 암, 정신 질환 등 난치병들의 발병률을 높이는 데도 많은 원인 제공을 하고 있다.

세균성 질환들의 치료는 2만여 가지가 넘는 항생제로 대부분 해결되어 인류의 수명연장에 결정적 기여를 해 오고 있으나 세균성 감염 외적인 수많은 질병들에 대한 해결점은 안개 속과 같은 미지의 세계가 아주 많이 존재하고 있다.

이렇게 질병의 치료나 예방에 대하여 의학들이 적절한 방법을 찾지 못하고 우왕좌왕하는 사이에서 수천 년 간 이어온 먹거리에서 인류가 발견하고 알아온 수많은 해법들이 면면히 생활 속에 이어져 내려왔다.

1년에도 수만 편의 의학적 연구에서 얻은 논문들이 찾아내지 못하고 밝혀 내지 못했던 해결의 요체를 전통적으로 이어져 내려온 식품영양의 경험적 지혜가 그 해결 방법의 실마리를 제공하여 오고 있다.

암과 암치료의 현실

현존하는 의학들이 암을 치료하는 대표적인 방법들은 수술, 독성의 항암, 방사선 등 3대 요법으로 대부분 요약된다.

중국과 한국의 한의학에서는 이독제독을 이용한 비소, 유황, 할미꽃, 옻나무, 뱀, 두꺼비 등 독성 물질을 이용하거나 면역 요법을 이용한 영양적인 접근, 산삼 주사와 기혈 순환을 목적으로 하는 기치료, 침, 쑥뜸 등 다양한 요법들을 이용하기도 한다.

인도가 뿌리인 아유르베다 의학은 약초 치료, 광물 치료, 독소를 배출시키는 오일 풀링 요법 등이 있다.

요즘 세계적으로 암이나 다른 질병을 치료하기 위한 독성물질의 의류적 이용에 관한 연구가 활발하다.

독성 물질에는 식물성, 광물성 독극물 외에도 동물성 독극물들이 많이 있다.

지구상에 존재하는 약 15만 종의 동물이 독을 만드는 능력을 가지고 있다고 한다.

뱀은 과학자들이 신약 개발 등을 위해 가장 많이 연구한 동물 중 한 종이다.
뱀독을 이용한 약은 주로 심혈관계 치료에 사용된다.

바나나 농장에서 목격되는 자라라카 독사는 독 성분인 펩타이드를 가지고 있는데, 고혈압 치료제인 '캅토프릴'로 사용된다.
미국의 피그미방울뱀의 독은 혈액 응고를 방해해 많은 출혈을 야기하는데, 이 독은 심정지 치료제인 '엡티피바타이드'로 사용된다.

꿀벌과 말벌의 침에도 독이 있다. 꿀벌 독에는 멜리틴이라는 성분이 함유돼 있는데, 한 번 쏘이면 마치 타는 듯한 아픔을 느낀다고 한다.
이 멜리틴이 최근 연구에서 에이즈 바이러스의 보호막을 뚫는 데 성공해 에이즈 감염을 막는 여성 청결제로 사용될 가능성이 높다고 한다.

브라질의 말벌인 '폴리비아 폴리스타'의 독에 포함된 멜라틴은 유방암과 피부암을 수축시키는 효과가 있어 암세포를 억제할 수 있는 치료제로 개발되고 있고, 류머티스 관절염의 염증 반응을 차단하는 데도 도움이 된다고 한다.

한국에서도 말벌술을 흔히 허리 등 신경계 질환의 민간 치료제로 이용하고 있는데, 말벌술을 지나치게 마신 사람들이 말벌의 독으로 인해 사망한 사례들도 있다.

카리브해 연안에 서식하는 말미잘의 독에 함유된 '달라자타이드' 성분은 다발성 경화증이나 류머티스 관절염, 건선, 홍반 등의 자가 면역질환 치료제로 개발돼 임상 실험을 거치고 있다.

인도양이나 태평양에서 발견되는 청자고동에서 뽑아낸 '지코노타이드' 성분은 진통제로 활용되고 있다. 모르핀과 비슷한 약물로 척추에 바로 주입해 심한 통증을 다루는 데 사용된다.

미국에서 가장 큰 도마뱀인 '할라 몬스터'는 타액에 독이 포함돼 있다.
이 도마뱀은 1년에 세 번만 먹이를 먹어도 생존할 수 있을 정도로 생존력이 강한데, 이처럼 먹은 것이 부족해도 혈당을 유지한다고 한다.
이 도마뱀의 독의 성분으로 만든 '엑세나타이드'라는 주사제는 당뇨병 환자들의 정상적 혈당 유지에 큰 도움이 된다고 한다.

동물의 맹독을 인간의 질병을 치료하는 약으로 개발하고 사용하고 있으나 지나치면 생명을 내주어야 한다.

구한 말 시기에 한의학의 사상 체질로 유명한 이제마 선생의 경우, 62세에 단명하였지만 독극약물을 잘 사용한 사례로 알려져 있다.
아울러 독극물 사용의 위험에 따른 실패한 사례들도 많은 것으로 알려져 있다.

녹극불 사용은 동서고금을 막론하고 잘 시용 해야 하고, 사용 기간이 단기간이어야 하며, 체내에 흡수된 독극물은 빨리 배출되어야 하는 조건을 가지고 있다.
그렇지 않으면 동물들이 독극물을 품고 있던 원래의 목적에 부합되게 스러지게 되는 것이다.

민간 요법으로 미국 등에서는 식물성 아미구다린 같은 독성 물질들을 섭취하거나 비타민 등 다양한 식품이나 영양보충제로 이용하며, 한국에서는 민간 요법을 찾는 환자들 대부분이 특별한 약성 식물을 찾아 병마를 이겨내고 싶어 한다.

심지어는 독성이 강한 복어의 독을 섭취하거나 흑산도 홍어를 찾기도 한다.

누군가는 사향노루를 5억 원에 사겠다고까지 하였으나 사향노루가 암을 치료한다는 발상은 무지한 발상이며 결코 암을 물리칠 수는 없다.

사향노루보다도 훨씬 좋다고 생각되는 여러 다양한 자연영양 물질이 존재한다고 확신하고 있는 굳건한 섭취 결과들이 있다고 생각한다.

단식을 하거나 기도를 하거나 산에 들어가 온전히 자연 안에서 자연 생활을 함으로써 암으로부터 탈출을 하고 싶어 한다.

CT, 조영제, 항암의 진실과 대처

CT 촬영의 위험성

건강 검진을 할 때나 암 진단을 할 때 거의 필수적으로 따라다니는 검사 방법이 CT 촬영이다.
얼마 전까지만 하여도 통계상 건강한 사람들일지라도 100명 중 2, 3명은 CT 촬영의 영향으로 암이 발생하였다는 보도가 있었다.

암 환자가 CT 검사를 하는 목적은 암을 낫기 위하여 하는 검사인데, 이미 발생한 암에 건강한 사람에게도 암을 발생시킬 수 있는 방사선을 피폭시킨다면 검사를 받는 암 환자는 암이 낫는 것이 아니라 암이 더 악화되는 모순이 발생할 것이다.

그렇지만 요즘이 이하 수준이 암을 검진함에 있어 CT 촬영 외에는 마땅한 검사 방법이 없으므로 CT 촬영 검사를 안 받을 수도 없다.
최소한의 방법은 환자나 가족들이 이러한 사실을 인식하고 가능하면 CT 촬영의 횟수를 줄여야 할 것이다.

2019년 10월 고려대 안산병원이 한국의 소아청소년 1,206만 명을 대상으로 하여 CT 검사를 받은 소아청소년 117만 명을 10년 동안 추적 관찰한 결과 암 발생이 1,216명으로 1.5배 늘었다고 발표하였다.
갑상선암이 1.9배, 뇌암이 1.6배, 혈액암이 1.4배로 늘어났다고 한다.
한국의 CT 현황은 인구 100만 명 기준 OECD 국가 평균의 1.4배를 보유하고 있으며, 한 해 10명 중 2명이 검사를 받는다고 한다.
CT 촬영에 따른 방사선 피폭량을 흉부 X레이로 환산을 하면 복부

CT는 100장, PET CT(전신암 검진)는 140장이라고 발표하였다.

고려대 안산병원 정형외과 교수는 "방사선의 영향이 축적된 결과가 여러 가지 유전자나 세포계통을 변화시키게 되고 변화들이 장기간에 걸쳐 2~3년에 걸쳐서 암세포를 유발할 수 있게 된다."고 하였다.

방사선의 영향은 몸에 계속 쌓이기 때문에 적은 양이라도 피폭은 피하는 게 좋다고 하였다.
CT 검사는 의학적으로 반드시 필요한 경우에만 신중히 받아야 한다고 뉴스에도 보도되었다.

요즘은 기술의 발달로 방사선량이 감소되었다고는 하지만 여러 통계를 들여다보면 절대 안심할 일이 아니다.
방사선이 인체에 조사시 미치는 영향을 나타낼 때 '밀리시버트(mSv)'라는 단위를 사용하는데,

일본은 후쿠시마 원전 사고 이후 연간 방사능 피폭선량이 20mSv 이하는 피난 지시 해제 준비 구역, 20~50mSv인 지역은 거주 제한 구역, 50mSv 이상인 곳은 장기 귀환 곤란 구역으로 지정하였다.
체르노빌 핵발전소 사고 당시 소련은 연간 5mSv 이상인 지역을 이주 의무 지역, 연간 20mSv 이상 지역은 강제 피난 지역으로 지정했다.
소련은 5mSv의 방사선 피폭량도 위험한 것으로 판단하였던 것이다.

현재 의학적 피폭 방사선량의 잠정 기준치는 연간 100mSv로 되어있다.
100mSv를 기준치로 하는 이유는 100mSv 이하의 방사선에 노출되

었을 때 암이 생기는 것과 같은 위험한 사태가 발생한다는 명확한 근거가 없다는 것이다.
이러한 논거는 일본과 소련의 방사능 피폭에 따른 주민 이주 근거 수치를 고려한다면 신뢰를 하기가 부담스러운 수치이다.

방사능의 피폭량은 방사선 장비의 종류, 사용 기간, 촬영 부위에 따라 차이가 있으 나 진단을 위해 병원에서 사용하는 방사선 장비의 방사선량은 1회 촬영시 X-ray는 0.01mSv 가량, CT(컴퓨터단층촬영)는 10mSv 가량, 저선량 CT는 2mSv 가량, PET-CT(양전자단층촬영)는 15mSv 가량이다.

조영제를 사용하는 조영 CT는 20mSv 정도가 된다.

CT 방사선량의 암유발 위험 요인에 대하여 유관학계나 현장에서는 안정적으로 인식을 하는 수치의 기준이 있을지라도, 즉 설령 안전한 피폭량이라고 하더라도 CT 촬영전에 필수적으로 인체에 투여되는 조영제의 높은 발암 위험성이 너해진다는 깃을 감안해 보면 CT 촬영에 대하여 우리 인체가 받는 발암 위험성을 과연 안전하다고 볼 수 있을지는 의문이다.

일반인의 연간 방사선의 권고기준은 1mSv이다.
같은 부위를 한 달 이내에 다시 찍거나 한 번에 여러 부위를 찍는 것은 피해야 한다는 규칙도 방사선 피폭량을 일 년 단위로 관리하거나 허용 기준으로 산정하는 것을 보면 한 달 이내라는 표현은 신뢰할 수가 없다.

예전에 어떤 60대 남성은 CT 촬영 결과 췌장암으로 판명이 되어 자기의 건강에 자신이 있던 터라 이러한 췌장암 발병을 믿을 수가 없어 이를 더 확인하고 싶어 한 달 사이에 CT 촬영을 두 번을 더 받아 암이 더욱 악화되어 변변한 치료도 무위에 그쳐 단기간에 사망에 이르게 되었다.

초음파나 MRI 등 다른 장비로 진단이 가능하다면 CT를 찍지 않는 것이 좋을 것이다.

방사선량은 보통 1년 단위로 관리한다. 우리 몸 세포들은 어느 정도 시간이 지나면 방사선으로부터 받은 그 위험 영향을 스스로 복구하는 능력이 있기 때문이라고 한다.
방사선에 대한 인체의 복구 능력을 믿을 수 있을까. 이러한 의문은 방사선 치료의 결과를 보면 신뢰가 한참 떨어지는 결과들에 직면하게 된다.
참고로 우리는 어린아이나 어른이나 자연에서 1년에 약 3mSv를 받으면서 살고 있다.

조영제 부작용

CT 촬영을 하게 되면 일반적으로 촬영 전에 먼저 조영제의 투여를 받게 된다.

조영제의 인체 투여는 즉시 사망하는 부작용도 있다.

많은 부작용들이 있을 수 있지만 더 중요한 것은 암을 치료받기 위하여 검사를 하는데 검사받는 과정의 조영제 투여가 암을 발생시키거나 암을 더 악화시킬 수 있는 발암 물질이라는 것이다.
발암 물질인 조영제의 성분이 몸속에 잔류하고 있는 상태에서 발암 물질인 CT 방사선이 인체에 들어오면 발암의 가능성은 한층 더 높아질 수밖에 없다고 볼 수 있다.

조영제는 백내장, 갑상선 기능 저하, 뇌졸중의 원인이 되기도 한다고 알려져 있다.

조영제의 부작용은 구역감, 구토, 두드러기, 가려움증 등이 있다. 급성 부작용으로 구역감이나 구토가 일어날 수가 있으므로 투여 전에 금식을 시키는 것이다.
심각한 경우는 쇼크나 호흡 또는 심정지와 같은 경우도 있다.

조영제의 부작용은 투여 즉시 발생하기도 하나 대부분 투여 15분 이내에 발생한다고 한다.

조영제 부작용은 투여 후 3시간에서 48시간 혹은 일주일 후에 발생하기도 한다. 조영제는 투여 후 이러한 위험성 때문에 상당한 기간은 병원과 가까운 장소에 있어야 한다.

이러한 조영제와 CT 촬영의 높은 발암 위험성에도 불구하고 암을 검사하거나 치료하기 위하여는 어쩔 수 없이 거쳐야 하는 과정임을 받아들여야 하는 것이 현실이다.

CT 촬영과 같은 병원 검사를 마치고 흔히들 병원에 가기 전보다 몸이 이상하게 더 불편하고 괴롭고 악화되었다는 사람들이 자주 있음을 본다.

이러한 경우는 CT촬영에서 피폭된 방사선과 조영제의 부작용에 대하여 깊이 생각해 보아야 할 필요가 있을 것이다.
CT 촬영으로 몸에 해로운 과도한 방사선을 쏘였으며 다시 몸에 해로운 조영제가 몸에 들어왔으니 몸이 괴로워함은 당연한 일이다.

현존 의학의 치료

수술

한국의 어느 의사는 수술을 받지 않는다고 하였다.

일본의 유명한 의사는 나을 수 없으니까 수술로 도려내는 것이라고 하였다. 이 의사들의 주장은 수술을 받지 않아도 될 경우의 한정된 상황인 경우이다.

돈을 목적으로 하거나 의료적 판단 실수로 과도한 수술을 한다고 비판받는 일부 의료계에 대한 비판으로 읽히는 경우일 것이다.
수술은 어느 경우에 꼭 필요한 것임을 누구나 인정할 수밖에 없는 일이다.

거의 대부분의 암 환자들은 암이 있다고 밝혀지면 시원하게 암을 도려내는 것을 생각한다.
암 덩어리가 시원하게 내 몸에서 떨어져 나갔기 때문에 내 몸에 암이 더 이상 존재하지 않는 것으로 알고 안심이 되는 것이다.

그러나 일각에서는 수술하지 않아도 되는 경우에도 무리하게 적절한 이유를 들어가며 필요없는 수술을 하고 있다는 비판들이 제기되고 있다.

암 덩어리가 한 곳에만 자리하고 있다면 그리고 인체의 방어 능력으로 암 주위를 면역세포들이 겹겹이 잘 둘러싸 주고 있다면, 또 수술시에 암 덩어리의 혈관들이 철저하게 다른 세포로 혈액이나 바이러스 혹은 원인 물질들을 옮길 수 있는 길이 봉쇄되어 있다면, 수술은 아주 바람직한 암 치료의 방법이 될 것이다.

일반적으로 단순암의 경우에는 초기에는 암 덩어리가 작아 면역세포들이 암 주위를 에워싸고 있어 수술하기에 아주 적합한 쉬운 조건들을 갖추고 있다.
그래서 암은 조기에 발견하여야 한다고 조기검진을 주장하는 명분을 제공하고 있는 것이다.

의과학적으로 수술은 항상 대부분 성공되어 왔다.
눈에 보이는 물리적 절제와 봉합이므로 거의 성공할 수밖에 없으며 오늘날의 의과학적 장비와 의사들의 실력으로 볼 때 성공하지 못하는 것이 오히려 이상한 것이다.

그러나 그동안의 실례들에서 암이 그렇게 수술 잘 하라고 좋은 조건으로 존재하는 것이 아니다라는 것이 실망스럽지만 아주 많은 것이 현실이다.

많은 경우에 온 몸 곳곳에 암이 퍼져 있거나 수술시 암 덩어리가 잘못 건드려져 암세포가 혈류를 타고 몸 곳곳을 돌아다니다 자기가 좋아하는 조건이 맞는 인체 부위에 달라붙어 새로운 집을 짓기 시작하는 것이다.
수술시 과도하게 온 몸에 퍼진 암세포들은 상황을 급격히 악화시키기도 한다.

일본 유명 대학병원의 의사가 미국 암학회에서 암세포가 거의 남아 있지 않을 정도로 이 부분도 저 부분도 수술로 모두 제거하였다는 성공의 일화를 발표하였다.

학회에 참석하였던 한 사람이 수술 받은 그 환자가 몇 년이나 살았느냐고 질문을 하자, 수술 성공담을 발표했던 일본 의사는 그것이 "1개월 뒤에 사망하였습니다."라고 대답하여 발표회장이 폭소로 휩싸였다는 일화가 있었다.
수술은 항상 성공하였지만 암 환자는 사망하였다는 의료현실을 직시할 필요가 있다.

의사들 중에는 수술은 하지 않아도 좋다고 생각하는 의사들도 있다.
그러나 암 덩어리가 너무도 큰 경우는 일차적으로 수술로 제거함으로써 몸이 부담하는 면역적 짐을 덜어 줌으로써 암 치료를 더 용이하게 접근할 수 있는 여유를 제공할 수 있을 것이다.

수술하기에는 너무 어렵거나 아예 수술을 할 수 없는 경우가 많다. 억지로 수술을 고집하여 암 상태를 더욱 악화시킬 확률이 높으므로 항암이나 영양 요법 등 다른 약성 요법을 찾아야 할 것이다.

항암 치료

19세기에 들어와 인류 역사상 처음으로 자연물 등 생약으로 전해져 오던 방식에서 획기적인 방식이 발견되었다.
약과 독약의 작용을 나타내던 자연물에서 생물의 활성을 보여주는 화합물을 분리하고 그 화학 구조를 찾아낼 수 있게 된 것이다.

1805년 독일 약국에서 일하던 세르튀너 Sertürner 가 아편에서 모르핀을 분리해 내었다.
생약에서 유효 성분을 분리한 최초의 사건이었으며, 약초의 성분

안에 함유된 화학 성분을 과학적으로 밝혀 낸 것이다.
그러나 이러한 화학적 구조는 1950년대에 와서야 명확하게 밝혀졌다.

또 세르튀너의 모르핀 분리 23년 후 볼러 Wohler 가 요소를 실험실에서 합성하여 유기 화합물을 생성하였다.
유기 화합물의 생성은 생명체 안에서만 이루어진다는 개념을 바꾼 일대 사건이었다.

근, 현대의 약물은 이러한 화학적 역사 속에서 발전을 거듭하여 오늘날 인류 생활 속에 필수적으로 자리 잡은 것이다.

화학 성분으로 구성된 성분이 화학적인 결합으로 이루어지다 보니 요즘 우리가 사용하는 대부분의 약물들은 긍정적인 약성과 더불어 인체를 매우 해롭게 하는 작용까지 함께 필연적으로 작용하고 있다.
가장 부작용 독성이 심한 대표적인 약물이 항암제들일 것이다.
미국의 유명한 암치료 석좌 교수도 항암제는 독약이라고 한 마디로 정의하였다.

인체가 자연 상태로 섭취하면 아무러한 일도 없었던 무독의 천연 약성이 성분 추출을 하는 화학적 과정을 거쳐 인체에 들어오면 독성으로 함께 작용하게되는 부정적인 점을 제거할 수만 있다면 약의 부작용이란 염려는 아예 없을 것이다.

특히 암세포를 죽여야 한다는 전제 조건으로 하여 항암제를 만들다 보니 극악한 독성 약물이 될 수밖에 없을 것이다.

세계적으로 수많은 임상 사례와 연구한 논문이 한 달에도 수백 편씩 발표되는 과정에서 항암제도 많은 발전을 하여 왔다.

항암제는 화학항암제, 표적항암제, 면역항암제, 기타로 대별된다.

a. 화학 항암제
화학 항암제는 1세대 항암제라고도 불리운다.

세포 독성 항암제, 화학 약물 항암제로도 불리운데서 화학 항암제의 특성을 짐작할 수가 있다. 화학 항암제는 단기간에 증식하는 암세포의 특성을 찾아 공격하도록 설계되어 있다.

화학 항암제의 부작용으로 백혈구 감소, 탈모, 구토, 설사 등이 나타난다. 주로 증식 속도가 빠른 골수의 조혈모세포, 구강, 장내 점막, 생식 기관 등에 영향을 끼친다.

일반적인 부작용은 2~4주 정도의 간격에서 회복이 가능하지만 손발 저림과 같은 말초신경 독성은 몇 년이 걸릴 수가 있다고 의료계에서 경고한다.

화학 항암제 부작용으로 심장, 폐, 콩팥, 생식 기관에 손상이 발생하면 영구적으로 복구가 안 될 수도 있다.

b. 표적 항암제
미사일 요법 혹은 제2세대 항암제라고도 불리 운다.
암세포가 가진 특성 마커만을 선별하여 공격하기 때문에 정상세포는 건드리지 아니하고 암세포 살상력이 1세대 화학 항암제 비하여 몇 배 우수하도록 만든다는 목적으로 표적 항암제를 개발하였다.

표적 치료제로 효과가 좋은 환자군이 한정되어 있으며 내성에 취약하며 높은 가격 대비 실효능이 떨어진다는 치명적인 단점이 있다고 알려져 있다.

c. 면역 항암제
제3세대 항암제이다.
화학항암제와 표적치료제의 단점을 개선한다는 목적으로 개발되었다.

1년에 1억 원에 달하는 높은 가격대와 보험 비적용의 문제가 있다. 효과를 기대할 수 있는 환자군이 전체 환자의 25%에 불과하고 암 환자 생존율을 상승시키지 못한다는 단점이 있으며 표적항암제처럼 내성의 문제가 있다.
면역항암제 중에서도 CAR-T세포 치료 요법이 두각을 드러내고 암 환자에게서 추출한 세포에 인위적으로 설계한 유전자를 삽입하여 다시 프로그래밍된 T세포가 암세포를 공격하게끔 유도하는 방식으로 설계되었다.

혈액암 환자에게서 높은 치료 효과를 보이고 있으나 독성이 매우 강력하고 부작용으로 사이토카인 방출 증후군 Cytokine Release Syndrome이 나타날 경우 환자가 사망하는 사례가 많아 불안정한 점이 많다.
고형암에는 치료 효과가 크지 않다. 2019년에는 CAR-T 치료요법을 고형암에도 시도하는 연구가 활발하게 추진되고 있다.

항암제는 일반적으로 수많은 부작용을 수반한다.

항암제의 부작용은 암을 치료할 목적으로 투여를 받았는데 투여 받은 항암제가 유력한 발암원인 물질들이라는 데 문제의 심각성이 있다.

다른 여타 부작용은 견디어 가면서 시간을 두고라도 치료해 나갈 여유라도 있으나 항암제가 다시 암을 일으키는 발암 요소이고 항암제의 부작용이 인체에 남아 있다는 것은 항암제 물질이 몸에 잔류하고 있다고도 판단됨으로 암 재발의 위험에 불안할 수밖에 없는 것이다.

현존하는 병원의 치료에서는 항암 부작용을 해결할 효과적인 요법이 제시되지 않은 세계적 현실에서 더욱 불안은 커질 수밖에 없다.

더구나 암을 치료해가는 미국을 비롯한 현존의 의학 체계에서 항암 부작용을 해결하는 적절한 방법이 없어 치료를 계속할 수가 없어 의사도 곤혹스러워하고 환자도 고통스러울 수밖에 없는 것이다.

항암제의 부작용과 항암제의 치료 가능성에 대한 부정적 시각에도 불구하고 의료계에서 주장하거나 알려진 암 종류별 치료 가능성들이 암 환자들에게 희망을 주고 있다.

항암제 치료로 완치 가능성이 있다고 하는 암 종류는
급성 림프성, 골수성 백혈병, 소세포성 폐암, 난소암, 임신성 융모성 종양이 있고,
항암제 치료와 방사선치료 병행으로 완치 가능하다는 암 종류는
두경부암, 항문암, 자궁암, 비소세포성 폐암, 소세포성 폐암이 있으며,
수술과 항암제 치료 병행으로 완치 가능성이 있다는 암 종류는
유방암, 대장 직장암, 골육종, 연부조직 육종이 있다.

항암제 치료로 완치 불가능하나 완화 가능성의 암 종류는
위암, 자궁경부암, 자궁내막암, 두경부암, 부신피질암, 소도세포암, 유방암, 대장 직장암, 방광암, 만성 골수성 백혈병, 만성 림프성 백혈병, 다발성 골수종이 있다.

항암제 치료에 반응이 낮은 암 종류는
췌장암, 담도암, 신장암, 갑상선암, 외음부암, 비소세포폐암, 전립선암, 흑색종, 간암이 있다.

(참고. 도서 면역 치료, 암과의 전쟁)

그러나
심지어 일본에서는 항암제로 살해당한다고까지 표현을 하는 책들이 유행하고, 유명한 곤도 마코토라는 의사는 아예 병원의 처방을 불신하는 발언들을 하고 있다.

미국에서는 영양식품으로 질병을 치유하자고 주장하는 의사들도 있다.

미국과 한국, 중국 등지에서도 병원 요법과 더불어 자연 치유 요법을 병행하거나 아예 병원치료요법은 무시하고 자연 치유 요법에만 매달리는 경우도 허다하다.

곤도 마코토 씨는 말기암이나 재발암이나 전이암은 현존 의학으로 한 명도 살아남지 못한다고까지 주장을 하고 있다.
도쿄 인근에서 병원을 운영하는 곤도 마코토 씨는 수개월이나 기다린 끝에 찾아오는 암 환자들에게 아무 것도 해주지 않는 것으로 유명하다.

긴 기다림 끝에 곤도 마코토 씨 앞에 앉은 암 환자들은 의사가 아무 것도 해 주지 않는 것에 대하여 실망이 크다고 한다.
그러나 마코토 씨는 암 환자들에게 병원적 치료를 해 주면 오히려 암 치료를 방해한다고 믿기 때문이라고 알려져 있다.
아무것도 해 주지 않는 자연 치유력에 맡기는 방법인 것이다.

곤도 마코토 씨가 암 환자들에게 어떠한 의사적 처방이나 치료를 해 주지 아니하면서도 간과한 것이 있다고 생각한다.

정상적인 사람이든 암 환자이든 매일 식생활을 하고 있다.
우리의 모든 식생활은 영양학적으로 들여다보면 모두 영양과 관련되지 않은 것은 하나도 없다.
영양을 잘 섭취하면 몸이 건강해지고 질병도 물러간다는 극히 당연한 원리를 간과하고 있는 것이 아닌지 하는 생각이 들게 된다.

독극물인 화학성 항암제 치료나 무리한 수술, 너무 무서운 방사선 치료를 하지 아니하더라도 인체에 유익한 영양 섭취를 하여 몸의 면역력을 높여 암 등이 물러가게 하는 자연 치유력을 간과하고 있는 것이 아쉬운 점이 있다.

방사선 치료 받아야 할까, 말아야 할까

미국 서부영화의 전설적인 배우 존 웨인.
그는 1956년 징기스칸이라는 영화를 촬영하고 있었다.
영화가 촬영된 1954년 유타주 사막의 200km 떨어진 네바다의 군사 지역에서는 핵실험이 감행되었다. 당시는 방사능에 대한 인식이 거의 전무한 상태였기에 미국 정부와 군당국은 촬영팀에 어떠한 주의도 주지 않았다.
핵실험은 진행되었고 이 실험을 통해 발생한 방사능이 낙진과 바람을 통해 촬영장으로 날아갔다.
촬영에 참여한 스태프 220여 명 중 절반 이상이 암에 걸려 사망했고 감독인 딕 파웰은 림프샘 암과 폐암에 걸려 10년 가까이 투병하다 끝내 사망하였다.

당시 아름다운 외모로 할리우드 최고의 뮤즈로 불리던 여주인공 수잔 헤이워드도 처참한 말로로 세상을 떠났다.
아름답고 가녀린 그녀는 이 방사능으로 인해 피부암, 유방암, 자궁암, 뇌암과 같은 전신암으로 일생을 투병하다 1975년 사망하였다.

존 웨인도 1979년 사망하기까지 10년 동안 폐암 수술 2회, 위암, 담낭암 치료를 하다가 끝내 장암으로 사망하였다.

당시 대부분의 서부 영화들이 사막 지대에서 촬영되어 핵실험의 악몽은 존 웨인을 비롯해 게리 쿠퍼, 마이클 커티스, 존 크로포드 등 전설적인 스타들을 암으로 죽게 만들었다.

일본의 경우, 후쿠시마에서 도쿄가 약 200Km 정도 떨어져 있어 도쿄 지역도 주의를 요하는 지역이 될 수도 있다.

2011년 후쿠시마 원전 사고 이후에 주민들을 격리하였음에도 불구하고 후쿠시마 현민 중 소아갑상선 환자가 세계 평균보다 100배, 성인은 2010년과 2014년을 비교해 보면 남성은 50%이상 여성은 2배 가까이 증가했다.

후쿠시마 방사능 지역의 농산물을 시식한 일본 국민 아나운서 오츠카 노리카즈는 급성 림프성 백혈병 진단을 받고 투병 중이다.
같이 시식을 한 유명 록밴드 토끼오의 맴버 야마구치 다쓰야는 전신바디 측정기로 피폭을 측정한 결과, 세슘 137의 20.5Bq/kg의 내부 피폭 판정이 났다.
(Bq. 베크렐 Becquerel 1초당 1핵 붕괴. 매초마다 덩어리가 즉 원자핵이 붕괴하는 방사능 강도의 단위)
이 수치는 즉각적인 사망은 초래하지 않으나 병리조직학적인 장기 손상을 가져올 수 있는 수치이다.

방사선량을 표시하는 단위로는 mSv(밀리시버트), Rad(라드 흡수단위 radiation absorbed dose) 혹은 같은 의미의 cGy(centi gray 센치그레이)가 있으며 cGy/Gy로 표준화되어 있다.

핵폭발시에 핵방사선에 피폭되면
건강한 사람이 400rad인 4,000mCv에 노출될 때 1개월 이내에 사망할 확률은 50%. 200rad인 2,000mSv에 노출되면 심한 방사능병에 걸릴 수 있다.
1rad 는 10mSv이다.

국제원자력기구 International Atomic Energy Agency; IAEA 에서 정한 인체에 대한 기준치는 연간 1mSv(=1mGy)이다.
이것을 365일과 24시간으로 나눠 보면 허용 기준치는 0.11mGy/h 가 된다.
기준치에 약 8배 조금 못 미치는 양이다.
방사선 종사자의 경우 기준치는 20mSv 이다.

국제방사선방호위원회 International Commission on Radiological Protection ICRP가 제시하는 성인의 1년 간 방사능 노출 허용치도 1mSv이지만 자연 방사능에 노출되는 정도는 2.4 mSv 이고 고산지대는 10mSv까지 높아진다.

사고나 치료 목적일 때 법적 최대허용선량은 전신(500mSv),피부(5,000 mSv)이다.
X선은 1회 촬영 시 약 0.1mSv, 흉부CT 촬영 시 5~10mSv 정도의 방사능에 노출된다.

자연 방사선의 양은 1년에 1~10mSv(밀리시버트) 정도이며, 한국의 경우는 1.3mSv 정도로 알려져 있다.

방사선 작업 종사자 중 임신이 확인된 자는 임신 기간 동안 하복부에 선량한도가 200mrad(약 2mSv)로 다소 엄격히 규정되어 있다.
암으로 방사선 치료를 받는 환자의 경우는 6,000mSv(약 600rad) 정도 노출된다고 한다.
따라서 부작용으로 살이 벌겋게 타는 것이다.

그런데 핵폭발시 2,000mSv에 피폭되면 심한 방사능병에 시달린다고 하는 사실을 간과해서는 안 될 것이다.

CT 촬영의 경우, 1회 피폭량이 복부 CT(10 slice)의 경우 2.6 rad(26mSv), 주요장기 CT의 경우 3.986 rad(39.86mSv)로서 이상의 피폭량 기준에 의하면 1년에 1회를 초과하여 피폭된다면 심각한 피폭량이 되는 셈이다.

인체에 고용량의 방사선(100-200rad 이상)을 조사하면,
주로 중추신경계 이상, 성장장애 등이 일어나는 것으로 알려져 있다.
이 외에도 소두증, 수두증, 심장판막 질환, 백내장 등도 생길 수 있다고 한다.
암으로 방사선 치료를 받는 환자의 경우 약 600rad 정도의 피폭을 당한다고 하니 아주 불안한 일임에는 재론의 여지가 없다.

방사선 자체가 인체에 이로운 점은 하나도 없다.
그러나 수술 후 가장 효과적인 보조치료로 인정되고는 있으나 불안감은 떨칠 수가 없다.

통상적으로 분할 방사선 치료를 하지만 불안한 것이다.
방사선 치료를 받음으로써 우선은 생존율이 증가된다고는 하지만 그러한 생존율이 어느 정도나 어떤 기간의 생존에 대하여 비율을 산정한 것인지는 궁금하지만 장기적으로는 방사선의 피폭에 따른 발암 가능성에서 자유로울 수가 없을 것이다.

1 Sv 는 1000 mSv (mSv = 0.001 Sv)이며,
20~100 Sv 는 암 치료에 사용되는 방사선의 양,
13~60 mSv/yr 는 하루 담배 1갑 반을 피는 사람,
20mSv/yr 는 원전 근무자 등 방사선 작업 종사자 및 방사선 관계 종사자의 최대 피폭치 제한(자연적 피폭과 방사선 검사 등으로 인해

받는 피폭은 제외) 수치이다.

방사능 물질을 먹거나 주입 당했을 때는 더 위험하다.

일반인 입장에서 핵폭발보다 방사능 누출 사고가 더 무서운 이유가 이러한 이유 때문이다.

일반적인 의미의 피폭은 사고 등에 의한 여과되지 않은 방사선을 온 몸에 쬐는 것을 의미하지만, 방사선 치료는 정상세포에는 영향을 최소화하도록 조절하고 암세포에만 방사능을 집중 조사하므로 피해 수준이 낮다고 한다. 물론 그렇다고 현존의 의과학으로 정상세포를 완전히 보호하는 것은 불가능하기 때문에 피부를 비롯해 부작용은 있다.

방사선은 고 에너지이기 때문에 세포막의 결합 자체를 파괴하며, 수소결합으로 이루어진 DNA도 파괴한다. 이 결과가 화상이나 돌연변이로 나타나며 안팎 할 것 없이 투과만 한다면 몸을 분자 결합 단위로 박살내니 당장은 멀쩡해 보이는 사람도 회생불능의 치명적인 피해를 입을 수 있다.

하지만 DNA의 오류를 자체적으로 복구하는 기능을 신체도 가지고 있기에 일정 수준 이하에서는 체내 수분이 이온화되는 것이 더 문제지만, DNA 오류를 복구하기 어려울 정도로 오류가 많아질 정도면 이미 이온화한 물에 의한 손상도 엄청날 것이다.

우리 몸의 70% 정도가 물로 이루어져 있는데, 방사선이 물분자를 파괴하면 활성산소가 과량으로 생긴다. 에너지가 높은 전자기파나 입자선은 물분자를 간단히 쪼갤 수 있는데, 특히 방사선은 가장 위험한 하이드록시라디칼(OH)을 만들어낸다. 방사선에 의한 세포 손상의 60~70%가 이 하이드록시라디칼에 의한 것이다.

피폭자는 알몸 상태에서 방사능 방호복과 방독면을 쓴 사람들이 비눗물 같은 걸로 온 몸을 닦아주어야 한다.

역으로 갑상선암 환자가 갑상선을 완전히 제거하기 위해 저요오드식을 충분히 한 후 일정량 이상의 아이오딘-131을 복용하는 경우도 있다.

물론 다른 사람의 피폭을 방지하기 위해 일정 기간 동안에는 특별히 차폐된 병실에서 나올 수 없도록 조치받게 된다.

(다른 사람의 피폭을 방지하기 위해 차폐한다면서 몸 속 깊이 방사능을 복용하고 피폭을 받고 있는 면역력이 더 약화된 환자는 더욱 위험할 것 같은데 이것을 어떻게 이해하여야 하는지 의문이다.)

(이상의 일부 내용은 나무위키에서 발췌하였음.)

뇌종양과 직장암의 사례를 들어 보면,

뇌종양의 경우 방사선 치료의 용량의 상한치는 60Gy(rad)인 600mCv이며, 그 이상을 투여했을 때에는 뇌가 방사선 괴사에 의해서 죽어버리게 되고, 종양을 죽이는 효과로 얻는 이익보다는 방사선 괴사로 인한 치매와 같은 인지 기능의 저하와 전반적인 뇌기능 장애로 인해 잃어버리는 것이 더 많기 때문에 효과 대비 추천되지 않는다고 한다.

조사량은 전뇌에 대해서 6000cGy(rad) 혹은 전뇌에 4500cGy에다 병소 부위에 1500cGy 내지는 2000cGy의 추가 요법을 진행하며 매일 1회의 분할 조사량은 180~200cGy(2,000mSv)로 한다고 한다.

직장암의 경우 대개의 방사선 조사량은 적게는 3000cGy에서 많게는 5000cGy 정도 하고 평균 4000cGy(rad) 정도 한다고 한다.

매일 1회 분할 조사량이 200cGy이면 최대 30회 조사를 받으면

6,000cGy가 되며,

매일 1회 조사받는 200cGy의 방사선량이면 2,000mSv이니, 이 수치만 하더라도 방사선 관련 종사자의 1년 허용 수치 20mSv의 100배이며 30회 조사받은 암 환자의 조사받은 총량 6,000cGy(60,000mSv)은 3,000배의 방사선에 노출되어 피폭되었다는 계산이 나온다.

방사선량 피폭량의 증가는 발암 가능성도 물론이고 다른 여러 인체의 부작용에 대한 피해를 눈덩이의 차원이 아니라 기하급수적인 폭발과 같은 결과를 초래하지 아니한다고 장담할 수 있을까.

방사능 독성은 10만 년이 지나야 없어진다고 한다.
인체에 피폭된 방사선 독성도 그렇다면 방사능 치료의 효용성에 대하여 다시 검토해 보아야 할 것이다.
방사선은 인체에 축적되지 않는다고 한다.
정말 그러할까?
방사능이 물에도 흙에도 축적되어 후쿠시마 폭발이후 일본은 오염된 흙과 오염된 물을 처리하는 데 애를 먹고 있다.
인체나 생체에 축적이 되지 않는데 왜 후쿠시마산 수산물이나 농산물을 먹은 일본인들이 방사능 병에 걸리고 있는가.

인체는 수분과 태우면 남게 되는 고체로 이루어져 있다.
방사능에 피폭된 흙과 물은 방사능을 내뿜는다. 똑같이 물과 일정 고체로 이루어진 인체가 똑같이 방사선에 피폭되었는데, 인체에는 축적이 되지 않는다는 논리를 어떻게 이해해야 할까.

계산적으로는 50mSv에 두 번 노출된다고 하여 100mSv에 노출되는 것과 마찬가지로 피해가 배가 된다고는 볼 수는 없다.
그렇지만 인체에 피해가 일시적으로도 백혈구 수치 등에 이상을 초래하기 시작하는 20mSv 이상의 방사선 조사는 심각하게 고려해야 할 것이라고 생각한다.

환자의 건강 복지 권리가 보호되는 일부 다른 나라에서는 방사선 조사량 총량을 계산하여 환자 관리를 한다고 한다.
방사선 조사에 따른 CT 촬영의 조사량과 방사선 치료의 조사량에 대한 총량 계산은 환자의 생명권 보호 차원에서 관리가 되어야 할 것이다.

방사선 치료의 경우, 보다 더 중요한 점은 생물학적으로 한 번 방사선 치료를 했는데, 종양이 더 커진다면 방사선치료에 저항성을 가진 세포들이 살아남았다는 뜻이고,
이러한 세포들은 아무리 방사선을 쪼여도 죽지 않는다는 곤혹스러운 경우들이 있다는 것이다.

방사선이 인체에 피폭될 경우 이로운 점은 거의 없다.
확률적으로 암을 유발하는 것도 맞다.
방사선으로 암치료 하는 것도 맞다고 한다.
그러나 방사선 치료는 잠시적인 극히 짧은 시간의 안심일 뿐 대부분 절망의 처참한 결과로 끌어가고 있을 것 같다는 계산이 나온다는 추측은 어찌할 수가 없다.

암세포에 방사선을 조사하여 암세포를 죽인다고 하더라도 방사선이 투과되어 가는 과정의 인체 정상세포에 방사선을 피폭시키는 현상이 있을 것이며, 죽어 있는 암세포가 인체에 잔류하게 되고 방사선을 맞은 죽은 암세포는 방사선에 감염되어 그 방사선은 주변의 다른 정상세포에 방사선을 조사하면 새로운 암들이 다시 재발, 악화되는 것으로 생각할 수밖에 없으니, 방사선으로 암을 치료한다는

것은 일시적인 미봉책으로 잠시의 효과를 기대하는 댓가로 생명을 포기해야 하는 일이 아닌지는 환자나 가족들이 판단을 해야 할 것이다.

암 조직과 정상 조직 간에는 방사선에 피폭됐을 경우 그 회복 시간에 차이가 있다.

암 환자에게 방사선 치료를 위해 방사선을 조사했을 경우 암 조직은 6시간 만에 다시 회복되고 정상조직의 경우 3시간정도면 다시 정상적으로 회복된다면 1회 조사후 정상 조직은 거의 회복되고 암 조직은 아직 회복되지 못하였을 때 다시 방사선을 조사하면 암 조직과 정상 조직의 회복시간의 차는 점점 더 늘어난다는 계산을 하기도 한다.

이렇게 천천히 암 조직을 죽여서 줄여 나가는 게 방사선 암 치료이다.

그러나 암 조직의 회복 시간과 정상 조직의 회복 시간을 비교하여 볼 때 꼭 정상세포가 회복이 더 빠를 것이라는 바람이 그대로 진행되고 있을지는 의문이다.

또한 회복이라는 의미가 방사선도 모두 제거되었다는 의미가 아니고 우선 일시적으로 인체 조직이 회복되었다는 정도로 한계적 회복으로 보아야 될 것 같다.

국가의 방사선 피폭 수치의 기준도 1년 간 피폭된 양을 기준으로 계산하는 것을 감안한다면 방사선으로 암을 치료하고 피폭 치료된 인체가 단기간에 회복이 되었다는 것은 피폭된 인체가 아직 암이 발생하지 않았다는 의미이지 생체 활동으로 잠시 기력 등을 찾았을 뿐이지 인체가 안전하지는 않다고 생각된다. 단지 잠시의 회복과 방사선 피폭으로 인한 암 발생은 시간적인 차이일 뿐으로 안심할 수가 없을 것이다.
방사선을 사용함으로써 정상 조직의 피폭과 피해는 어찌할 수 없지만 그에 따른 이득은 더 많고 확실하다는 계산으로 방사선 치료의 당위성을 내세운다고 한다.

방사선으로 너도 죽고 나도 죽자. 그러나 나는 나머지 세포가 더 있어 다 죽는 너 암세포보다는 나는 살아 있으니 내가 이긴 것이다라는 일시적인 손익 계산이 아닌지 모르는 일이다.
방사선은 세포의 DNA를 파괴해 암세포로 만든다.
그렇지만 우리 몸에서도 암세포 정도는 방어할 수 있는 면역 체계가 있으니 걱정하지 말라고 하지만 그러한 면역 체계가 있는 사람이 어찌 암에 걸려 방사선치료를 받고 있는지를 다시 생각해 보아야 하지 않을까.
암에 걸리는 사람들은 면역 체계가 약화되어 있는 사람들이라고 보면 된다.

더구나 진료용 방사선은 노출량에 대한 제한이 없다.
CT 기기의 종류, 검사 부위 마다 다르지만 2~3번 정도 찍으면 원자력 관련 종사자 허용치에 이르는 정도로 노출되는 경우도 있다.

방사선은 세포 및 DNA를 변형 및 파괴시켜 세포의 돌연변이를 일으키거나 죽이게 된다. 돌연변이를 일으킬 경우 암을 발생시키게 되는 것이다.
암 치료에 방사선이 사용되는 경우 몸 주위를 돌아가면서 방사선을 쪼이면서 암이 있는 부분에 최대한 많은 양의 방사선이 집중되는 방식으로 치료가 된다.

다른 주변 조직의 방사선량을 낮게 형성시켜 최대한 영향이 적게 하고, 암세포만 사멸하는 방식을 취하려고 한다.

방사선이 암 유발을 일으키는 것을 확인한 선량은 100mSv 이상이라고 주장한다. 그 이하는 아직 임상 실험 데이터 부족으로 알 수가 없다고 한다.

이 양은 원자력 관련 작업 종사자의 1년 허용치의 5배 수치이다.

그런데 원자력 관련 종사자의 허용치가 바로 암 유발 등을 일으키는 위험선상의 수치가 아닌지 불안감이 들 수 있다. 그렇다면 인체의 면역 체계가 더 약한 암 환자 등은 오히려 방사선 안전 피폭 수치를 더 낮추어야 되는 것은 아닌지 의문이 들게 된다.

임산부의 경우, 역시 태아의 영향을 미치는 것도 100mSv 이상에서는 확인했으나 이하의 경우 아직 데이터 부족으로 알 수가 없다고 한다. 심한 경우 유산을 일으킬 수 있고, 시기에 따라 다르지만 IQ의 저하 경우도 확인된 것도 있다고 한다.

의료계의 소식과 설명은 그렇다하더라도 정부나 미국, 일본 등지의 원전 방사능 경고 수치를 참고하면 된다고 생각하며 이러한 각국의 경고 수치를 참고한다면 과연 방사선 치료의 가치를 인정해야 하는지는 환자나 가족들이 스스로 참고해야 될 일인 것이다.

중입자 치료기 HIMAC

중입자 치료는 운동장만한 가속기를 이용해 탄소이온 입자를 빛의 80% 속도로 가속하여 암 조직을 조사한다.
암 조직에 정확하게 조사하기 위해 고정된 제작과 리허설도 한다고 한다.
더 정확히 암 조직에 조사하여 암세포들을 파괴할 수 있다고 한다. 정상세포를 손상을 입히는 일반 방사선과는 다르게 빛의 속도와 가까운 속도로 투과하기 때문에 정상세포에는 거의 손상을 주지 않는다고 한다.

치료 과정 중에 통증도 거의 없고 통원 치료가 가능하다.
마취도 없고 수술도 없으니 치료가 간단하다고 느낀다고도 한다.

악명 높은 췌장암의 5년 생존율이 5%이지만 중입자 치료를 받는다면 5년 생존율이 현저하게 높아진다고 주장을 하고 있다.

중입자 치료가 모든 암 환자에게 적용되는 것은 아니다. 말기암이나 전이암으로 전이가 있는 환자들은 대부분 중입자 치료의 대상이 되지 않는다.

중국 상하이 중입자 병원에서 6종류의 환자는 중입자 치료를 거부한다고 한다.

(가) 말기암 환자(다발전이 종양, 종양종 말기 환자 등)
(나) 혈액 시스템 종양(백혈병, 다발성 척수종양 등)

(다) 같은 부위에 종양치료를 이미 2 사이클 이상 방사선 치료를 받은 이력이 있는 환자.
　　중입자 치료 역시 방사선 치료의 일종이기 때문에 환자 보호 차원에서 체내 방사선 잔류량에 따라 치료 여부가 결정된다.
(라) 방사성 입자 이식 치료를 받은 이력이 있는 환자
(마) 장시간 엎드리거나 반듯이 누울 수 없는 환자
　　중입자 치료의 특성상 정상세포의 피해를 막기 위해 고정된 자세에서 치료가 가능 하여야 한다.
(바) 병리 미확인 환자

이외에 14세 이하, 80세 이상의 환자도 치료에 적합하지 않다고 한다.

하이푸 시술 High Intensity Focused Ultrasound

하이푸 치료 는 100도까지 올라가는 고강도초음파열을 이용하여 암세포를 태워 없애는 시술 원리를 가지고 있다.

고강도 초음파 열에너지로 병변 부분만 태우는 시술로 MRI와 Pace 라는 초음파 영상 실시간 저장 시스템과 초음파 2대를 이용해 다각도로 위치와 크기를 파악하면서 진행하게 된다.

초점구역은 1.1mm이며 높은 에너지 효율성을 가지고 있다.

절개를 하는 수술적 방법이 아니기 때문에 비교적 짧은 시술 시간과 회복 시간으로 빠른 일상으로 복귀를 할 수 있는 장점이 있으며, 수술시 따라오는 마취 및 절개, 긴 회복 등의 과정이 생략된 비침습, 시술 방법이다.

하이푸 시술은 수술보다는 부작용이 적지만 출혈의 위험성이 없고 통증은 있으며 다리저림의 증상이 있을 수 있으며, 화상이나 혈뇨가 있을 수도 있다.
시술구역이 넓으면 주위의 장이나 신경이 손상될 수 있다.

모든 암에 하이푸 치료가 적합한 것은 아니다.
암의 크기 및 위치, 신체 건강 상태, 유전력 등에 따라서 적절한 치료 방법이 달라질 수 있다.

수술보다는 효과가 떨어진다는 주장들이 있다.
그렇지만 증상완화라는 측면에서 고려되어야 할 가치가 충분하다고 생각한다.

방사선 조사의 피폭과 불안감을 피하고 화학적 항암 치료를 병행하거나 자연영양요법과 함께 시도할 수 있는 긍정적 요법으로 생각할 수도 있을 것이다.

고주파 열 치료 Radiofrequency Ablation

암세포는 39도 이상이면 죽는다는 의학적 근거에서 40도 가량의 열로 암세포를 사멸시키는 원리이다.

고주파 열 치료란 경피적으로 종양에 전극을 삽입한 후 고주파를 발생시켜 여기서 생긴 열로 암세포를 태워 제거하는 치료법이다. 특히 3cm 이하 크기의 간암에 대해서는 거의 수술과 비슷한 치료 효과가 보고될 정도로 매우 효과적인 치료 방법으로 인정받고 있다. 대장암과 직장암에서 간으로 전이된 전이성 종양에 대하여도 고주파 열 치료를 시행할 수 있다.

시술 후에는 종양이 충분히 탔는지 확인하기 위하여 컴퓨터 단층촬영(CT)을 바로 시행하고, 컴퓨터 단층촬영(CT) 결과와 시술 전 컴퓨터 단층촬영 결과를 비교하여 충분하지 않은 경우 다시 추가적인 시술을 할 수도 있다.
시술 직후의 컴퓨터 단층촬영에서 종양이 충분히 탄 것이 확인되면 1개월 후 추적 검사로 컴퓨터 단층촬영을 권고한다. 이후 일정 주기의 추적 검사를 시행한다.

간암은 조기에 발견하여 수술로 절제하는 것이 아직까지는 최선의 치료법으로 알려져 있다. 그러나 간암 환자의 85% 정도는 이미 상당히 진행되어 수술을 받을 수 없는 경우가 많다. 따라서 그 때에는 수술을 하지 않고 치료하는 방법을 선택할 수밖에 없다. 그 가운데 대표적인 치료 방법은 간동맥 화학 색전술과 경피적 알코올 주입술이다. 이 두 가지 치료법은 광범위한 임상 경험으로 효과와 안정성이 입증되고 있다. 실제 치료를 받지 않은 간암 환자군에 견주어 생명을 현저하게 연장시킨다는 보고들이 많이 발표되었다.

부작용이나 후유증으로는 발생 빈도는 낮으나 인접한 장기인 횡격막, 담낭, 담관, 대장, 위 등이 열에 의한 손상을 받을 수 있으며, 이로 인해 폐렴, 위나 대장의 천공, 감염, 출혈 등의 합병증이 발생할 수 있다. 이러한 경우 수술적 치료나 색전술, 경피적 농양 배액술 등의 치료를 시행하기도 한다.
치료질병으로는 원발성 간암, 전이암, 병변이 여러 개인 경우이다.

(이상 서울대병원, 삼성병원 자료 발췌)

고주파 열 치료는 암 환자의 생존 기간을 연장시킬 수 있으며 따라서 다른 요법으로 완전하거나 더 진전된 암세포 제거 기회를 제공할 수 있는 이로운 점이 있다고 생각된다. 그러나 고주파 치료를 받기 위하여 검사하는 CT 촬영에 따른 방사선 피폭과 조영제의 부작용 위험성에 대하여 자세한 주의가 필요할 수도 있을 것이다.

식욕 촉진제와 기력 회복 및 이뇨제

암으로 투병을 하게 될 때, 암 조직에서 염증성 매개 물질과 조직을 분해하는 물질 등이 분비되어 악액질 cachexia을 촉진하게 된다.
처음 암 진단을 받은 환자의 40% 정도에서 알 수 없는 체중 감소가 일어난다.
진행되고 있는 암 환자의 80%에서 체중 감소와 악액질을 경험한다고 한다.

식욕 감퇴와 체중 감소를 막기 위해 식욕 촉진제의 처방이 요구된다고 한다.

식욕 촉진제로는 합성 프로제스테론 progesteron 제제를 처방한다. 이 합성물은 중추신경계에서 포만감을 느끼게 하는 세로토닌serotonin을 감소시키고 뇌하수체에서 식욕을 높이는 신경 전달 물질을 증가시켜 식욕을 촉진시키는 것으로 알려져 있다.

일반적으로 나타난 부작용이 당뇨병 환자의 경우, 혈당 조절의 악화가 있을 수 있고 호르몬 유사 성분이기 때문에 남성에게는 발기부전이 나타날 수 있다.
임산부나 가임기 여성은 투여를 금지해야 하며, 혈전 색전증이 있는 환자도 주의하여야 한다.
임산부나 가임기 여성에게 투여를 금지시켜야 할 정도면 면역력이 극도로 저하된 암 환자에게도 적절한 것인지 의문이 들기도 한다.

다른 식욕 촉진제인 항히스타민제의 경우, 항콜린성 부작용으로 졸림, 입마름, 배뇨곤란 등이 있다.

여러 밝혀지지 않은 식욕 촉진제의 부작용을 더 알아보고 심각한 경우가 아니라면 식욕 촉진제의 투여는 신중히 판단을 해야 할 것이다.

인체 장부의 기능이 약화되었거나 항암 등 독성이 심한 약물이 인체에 주입되면 간이나 신장에서 미처 노폐물을 내보내지 하고 소변 배출에 어려움이 발생한다.

이러한 경우에 강제적으로 소변 배출을 견인하는 이뇨제의 투여가 이루어진다.
이뇨제의 공식적인 작용은 몸 안의 염분과 수분을 소변을 통해 배출시켜 고혈압이나 신부전증의 치료에 사용되는 약물로 정의되어 있다.
소변 배출이 어려워지면 독성 성분의 체외 배출과 당장 생명 유지에 문제가 발생하므로 신급한 이뇨제의 투여가 필요하게 되는 것이다.

그런데 이뇨제 투입의 경우에 이에 따른 부작용이 심각하여 상당한 주의가 요망된다.
이뇨제 투여의 부작용으로 일시적인 혈압 강하, 두통, 어지러움, 현기증, 혈중 나트륨 수치 저하로 전해질 불균형, 근육 경련, 무력감, 구토, 설사, 땀 흘림 등 인체의 심각한 이상 증상이 발생할 수 있으므로 주의해야 한다.

비타민 C

암 환자들은 회복을 바라는 목적으로 종종 비타민 C를 복용하거나 비타민 C주사를 맞는다.

그러나 비타민 C를 과량 복용하면 부작용이 생기고 심하면 치명적인 질환으로 발전할 수도 있다고 한다.
비타민 C는 성인 기준 하루 100mg 이하로 권장되고 있다.

대부분의 비타민 C는 소변으로 배출이 되지만 장기적으로 과량 복용을 하면 다양한 부작용들이 발생한다는 보고가 있으며, 특히 신장을 약화시키고 위와 장 운동을 방해한다고 알려져 있다.
또한 비타민 C를 과다 섭취하게 되면 자연스럽게 수산의 발생이 증가하여 요로결석을 생성시키기도 하고 유방암을 형성시키기도 한다고 하니 주의를 요한다.

원래의 비타민 C는 강한 항산화 작용을 하는 목적이 있는데, 오히려 반대로 암세포를 생성하고 암세포를 전이시키는 데 쓰인다고도 한다.
합성 비타민 C에서 나타난 현상이지 자연물에 함유된 비타민 C의 현상은 아닌 것으로 생각이 된다.

비타민 C는 여러 성분이 체내에 빠르게 흡수되도록 도와주는 기능을 하는 물질이다. 그러한 기능으로 철분의 흡수에도 작용을 하여 과도한 철분 흡수로 철이 축적되어 혈색소침착증이라는 질환을 유발하기도 한다.

혈색소 협착증은 다양한 합병증을 유발하는 작용이 있으므로 주의를 요한다.

비타민 C는 천연 비타민 C와 합성 비타민 C가 있다.
천연 비타민 C에도 자연물에 함유된 비타민 C와 천연물에서 분리하여 얻은 비타민 C가 있다.

시중에 천연 비타민 C라고 하지만 제품 성분표나 함량을 보면 화학 성분이 들어간 제품들이 많이 있다.
대부분의 천연 비타민 C 제품들이 소량의 천연 성분만 가지고도 천연 비타민 C 라고 광고하는 경우가 많은 것이다.

합성 비타민 C에도 보통 6가지 정도의 종류가 있다. 합성 비타민 C는 엄밀히 구분하자면 화학합성물이기 때문에 주의를 요한다고 주장하는 사람들이 있다.
합성 비타민 C 중에는 화장품의 방부제, 약품, 식품 등에 사용되기도 한다.

일반적으로 사용하는 가장 많이 사용되는 비타민 C는 아스코르베이트 나트륨이다. 이 비타민 C는 고혈압 환자나 신장 기능이 안 좋은 사람들에게는 적절하지가 않다.
그러한 환자들은 아스코르브산으로 구성된 100% 합성 비타민 C를 이용하는 것이 바람직하다고 한다.

암 환자에게 치료를 목적으로 비타민 C를 투여하는 경우는 신장 기능이 나쁘지 아니하고 체내에 수분이 충분해야 하고 소변보는 데 문제가 없어야 한다는 조건이 붙는다.

한 마디로 비타민 C 정맥 주사는 화학 요법제와 같은 효과가 있다.

자연영양요법에서는 인공을 가한 천연 비타민 C보다는 자연물에 그대로 함유된 자연그대로의 천연 비타민 C를 진정한 비타민 C라고 생각한다.

포도당 葡萄糖, glucose

미국 엠디 앤더슨 병원의 유명한 석좌 교수는 포도당은 암 환자에게 불리한 식욕 저하를 가져온다고 말하였다.
식욕 상승으로 기력이 상승되어 암을 이겨내야 하는데, 식욕 저하를 가져온다면 의도와는 반대의 현상이 되는 것이다.
인공적인 포도당에 관련한 것이지 자연물에 함유된 포도당이라는 개념은 아니라는 것으로 이해가 될 것이다.

그래도 포도당은 여러 사유로 사용되고 있고 주의를 하면서 이용을 하여야 한다고 생각한다.

포도당인 글루코스는 영양제・강장제・해독제 외에, 감미제로도 사용된다.
단위체로서 광합성의 주요 최종산물이며 대다수 생물의 가장 좋은 에너지원이다. 체내에서 분해되어 발효, 호흡에 사용한다.

유리 상태에서는 단맛이 나는 과실 속에 다량으로 존재하고, 동물에서는 혈액, 뇌척수액, 림프액 속에 소량으로 함유되어 있다(당뇨병 환자의 오줌 속에는 다량으로 존재). 말토오스, 수크로오스, 젖당 등의 2당을 구성하고 녹말, 글리코겐, 셀룰로오스 등의 다당과 배당체로도 다량으로 산출된다.

(생명과학대사전)

정맥 주사의 대부분은 5% 포도당에 무엇을 섞은 것이다. 포도당 주사에는 이것 말고도 10%, 50% 포도당 주사액도 있다. 5% 포도당 주사에는 포도당이 5%, 즉 50mg이 들어 있다. 이것의 열량은 200Cal에 불과하며 라면 절반의 열량이다.

포도당 주사를 맞아서는 안 되는 경우도 있다.
첫째, 고혈당이 있는 당뇨 병 환자는 혈당이 높아서 문제인데, 포도당을 더 주사하는 것은 말이 안 된다.
둘째, 포도당 주사는 결국 몸 속에 물만 더 들어가는 것이므로, 몸이 붓는 신장 질환이나 심부전이 있어서 숨이 차거나 하면 증상을 더 나빠지게 할 수 있다.
셋째, 혈액 내에 칼륨(K)이 낮을 때에 포도당을 주사하면 혈액 속의 칼륨 부족이 심해져서 전신의 근육의 힘이 약해지고 때로는 위험할 수도 있다.
넷째, 드물지만 포도당 알레르기도 있다.

포도당 주사는 입원하면 반드시 맞아야 되는 것이 아니라 반드시 필요할 때에 맞는 것이다.

암에 대한 대처

유튜브에 소개되는 유명한 서울대학교 의과대학 교수는 말기암의 정의를 연명의료결정법에 근거하여 "적극적인 치료에도 불구하고 근원적인 회복의 가능성이 없고 점차 증상이 악화되어 담당 의사와 해당 분야의 전문의 1명으로부터 수개월 이내에 사망할 것으로 예상되는 진단을 받은 환자를 말한다."라고 하였다.
회생 가능성이 없고 점점 악화되는 시기, 잔여 수명이 수개월로 예측되는 시기라고 정의하고 있다고 하였다.

아울러 수백 명을 대상으로 연구한 자료에 의하면 1달에서 3달 정도로 연명이 되어 대략 두 달 정도 연명하는 것으로 설명하였다.
항암 치료는 효과로 이득을 볼 수도 있지만 부작용으로 손해를 볼 수도 있다고 양면적인 면을 설명하였다.

수술, 항암제, 방사선 치료의 경우 시행한 부작용이 완전히 없어지는 것이 아니고, 몸에 쌓이고 뒤로 갈수록 똑같은 치료를 해도 부작용이 더 생긴다고 하였다.

체력이 떨어지고 어느 시점을 넘어서면 효과보다 부작용이 더 심해지며 이러한 시기가 말기암으로 넘어가는 시점으로 설명하였다.

암의 진행기에 항암 치료를 했는데도 불구하고 악화되는 시기를 말기라고 정의하는 것이 정확하다고 설명하였다.
치료도 중단되는 시기라고 하였다.
1기암은 초기암이며 2, 3, 4기암은 진행암이라고 하였다.

2기부터 아예 말기암으로 구분하는 경우도 있음을 도표로 제시하고 있었다.

서점에 가면 말기암이 완치되었다는 표현의 서적도 2, 3기 암의 경우로 보고 잠시의 상태를 표현한 것으로 보고 있었다.

1, 2, 3기암은 국소 질환 Loco regional이며 수술, 방사선 치료를 하는 시기라고 하며,

4기, 재발암은 전신 질환 Systemic이며 항암제 치료의 시기로 설명이 되었다.

완치는 어렵고 생명 연장을 할 수 있는 암의 종류로는 위암, 부신암, 신장암, 자궁내막암, 방광암 등이 있다고 한다.

'항암효과' 입증 기준으로는
생존 기간 연장, 반응률(관해율), 영상 검사(CT MRI PET)를 기준으로 한다고 한다.

그러나
생존 기간으로 효과를 판단하는 것은 비교 관찰이 장기간이라는 단점이 있어 반응률을 보이는 CT, MRI 영상 비교를 한다.

세계보건기구 WHO의 판정 기준은 완전 관해, 부분 관해, 혈액 검사의 결과이다.

완전 관해는 암세포가 완전 소멸이 된 상태이다.

부분 관해는 완전히 없어졌을 때를 완전 간의라고 판정함에 비추어 암 크기가 50% 이상 줄었지만 완전히 없어지지 않았을 때 늘 부분 간의 라는 표현을 쓴다.

암에 호전 반응이 있을지라도 일시적으로 효과가 있는 것은 의미가 없다고 평가한다.

그렇게 줄어든 상태가 4주에서 한 달 이상 효과가 있을 때 효과가 있다고 세계보건기구가 판정하는 기준이다.

완전히 없어진 환자가 5명, 부분으로 없어진 환자가 25명으로 전체가 100명인 경우 30명에서 30%가 종양이 의미 있게 줄었다는 것을 판단의 기준으로 삼고 있다.

다른 변형된 국제적 기준들도 있지만, 기본적으로는 종양이 치료 전과 비교하여 크기나 면적에서 얼마나 줄었는가를 판단하는 것이라는 세계보건기구의 기준과 동일한 원칙을 적용받고 있다.

혈액검사

항암 치료 중 받는 혈액 검사의 대부분(간암 AFP, 대장암 CEA, 전립선암 PSA, 생식세포종 HCG)은 부작용을 평가하는 게 주목적이지만, 혈액수치로 항암효과를 간접적으로 짐작해 볼 수가 있다.

자각증세

항암제를 사용했더니 통증이 줄었다, 기분이 좋아졌다, 전신 상태가 좋아졌다는 주장하기는 하나 주관적이거나 위약의 효과가 있기 때문에 세계 어느 나라에서도 환자의 자각 증세로 어떤 약이 효과가 있다 없다를 판정하지 않는다고 한다.

(서울대학교 교수 유튜브 발췌)

암의 진행이라는 표현은 암의 악화를 의미한다.
항암에 대하여 한 명이라도 효과가 있으면 근거가 있다고 주장하는 것보다 객관적인 수치를 가지고 반응을 평가하여야 한다.

4기암, 전이암, 재발암 등 말기암의 경우에 통증과 출혈이 수반되어 이에 대한 의료적 해결이 어려운 일들이 벌어진다.

우리나라 굴지의 대형 병원 의사는 한국에서만 한 해 동안 의사의 실수로 4만5천 명의 사람들이 죽어 나간다고 발표하였다.
하루로 계산하면 매일 123명씩 죽는다는 계산이다.
이러한 실수는 비단 한국만의 일이 아닌 미국이나 영국 등지에서도 비슷한 상황들이 일어나고 있다.

이 숫자는 수많은 환자 숫자의 사람들에 비하여 아주 적은 숫자일 것이다. 그렇다고 병원에 안 가도 될 수는 없는 일이다.
좀더 제도적이거나 의료적인 환경이 좋아지도록 개선해 나가도록 해야 할 것이다. 아울러 환자들 스스로 의학적 지식을 습득하고 귀중한 내 몸은 내가 알아서 한다는 자세로써 대처해야 한다고 생각한다.

내 몸은 배우자의 소유도 아니며 자식의 것도 아니다.
병으로 난처한 입장이 되면 스스로 정보를 찾고 공부하고 따져보고 스스로 운명을 결정해야 한다.
많은 경우를 경험한 입장에서 조언을 하는 말이다.

암과 같은 중병이 오면 제일 먼저 의식주의 생활을 뒤돌아보아야 한다.
그 동안의 생활이 중병을 초래한 이유이기 때문에 그렇다.

바꾸고 개선하고 중병에 대한 투병을 이렇게 준비해가면 이길 확률이 높아지는 것이다.

산야초목 자연영양식품의 음식류 영양 섭취 결과는 서울대학교 종양내과 교수께서 알려주신 방법인 국제보건기구 WHO의 판단 기준인 완전 관해, 부분 관해, 혈액 검사 등의 측면에서 평가 기준에 적합한 사실들이 많이 실재하고 있음을 보여주고 있다.

이 책의 앞부분에 열거된 많은 자연영양식품의 섭취 결과 사실들이 이를 반증하고 있다.

치료의 개념이 아닌 단지 자연영양식품의 영양만을 섭취한 결과가 의과학적으로 어려운 현상이 좋은 현실이 되어 나타나고 있다.

말기암의 대처 자세

일반적으로 말기암은 병원에서도 암 치료를 포기하고 환자의 고통 완화나 연명 치료나 하는 경우로 받아들이고 있다.

기력도 소진되었으며 밥도 제대로 먹을 수 없고 극심한 말기암의 통증이 시작되고 출혈도 있어 의약품이나 수술로도 잡히지 않아 남의 피를 계속 수혈 받아야 그나마 연명이라도 하게 된다.

암에서 살아나는 것은 의학적으로는 도저히 기대를 할 수 없고, 그저 고통 없이 편하게 임종을 맞이할 수만 있어도 다행으로 여길 수 있다.

그러나 "하늘이 무너져도 솟아날 구멍은 있다."는 속담처럼 가끔 산으로 들어가거나 모든 의학적 치료를 포기하고 자연에 맡겨 소생하였다는 사람들의 소식이 전해진다.
그렇다면 마지막 순간까지도 희망을 놓아서는 안 된다고 생각들을 할 수 있다.

마지막까지라도 희망을 잃지 않으려면 우선 움직일 기력과 기력을 돋울 식욕을 상승시켜야 한다.

최소한 현재의 상태라도 더 이상 나빠지지 않도록 유지하면서 방법을 찾아야 한다.
물론 그러한 일이 쉽지 않으므로 암 환자들이 생명을 잃게 되겠지만 그래도 그것만큼은 필사적으로 찾아야 하고 노력의 실행을 유지해야 한다.

밥이 넘어가지 않으면 물에라도 말아서 목으로 넘겨야 하며 목으로 넘어 가면 일단은 소화 흡수가 이루어질 수도 있다.
죽 한 숟갈도 넘기기 어려웠던 사람이 한 숟갈에서 두 숟갈 그리고 시간이 지나면서 밥으로 올라간 사례들이 자주 있어 왔다.
자연히 기력이 오르고 아울러 식욕도 상승되고,
기력과 식욕이 있으면 천하의 암이라도 이겨나갈 기회가 생기는 것이다.
다만, 식욕 촉진제나 이뇨제의 사용은 곧 뒤따라 심각한 부작용이 수반되어 오히려 건강회복의 기회를 악화시키는 결과가 있을 수 있으므로 급한 불을 끌 때만 사용 해야 할 것이다.

그리고 이제까지의 모든 치료 방법을 일신하고 전혀 다른 방법을 찾아야 한다. 아니면 산으로 들어가든지.

일본의 유명한 의사 곤노 마코토 씨는 찾아오는 암 환자에게 아무 것도 해주지 않는 것으로 유명하다.
그러나 어떻게 아무것도 해 줄 수가 없나.
마코토 씨가 아직 적당한 방법을 만나지 않아서 그렇지 알게 되면 반드시 요법을 이용할 것은 당연할 것이다.

암 환자는 인체의 활력을 올리거나 찾기 위해 가끔 운동도 하고 자주 씻기도 하여야 한다.
운동을 하게 되면 혈액 순환에도 도움이 되고 기력 상승 식욕 상승에도 일정 도움이 되는 것이며, 가끔 씻음으로써 피부에 쌓인 노폐물을 내보내 인체의 피부에 산소를 공급하고 혈액 순환에 도움이 되어 전체적으로 암 대처 기력 상승에 도움이 된다.

또한 옷을 껴입거나 방을 따뜻하게 하여 항상 몸을 따뜻하게 유지를 한다.
암세포는 39도에서 죽는다.
몸이 따뜻한 것만큼 암세포는 죽거나 세포확장을 할 수가 없다.
몸이 차지면 암세포가 좋아하는 환경이 제공되는 것이다.
그렇다고 기력이 소진된 몸으로 사우나를 하거나 찜질을 하면 체온이 급격히 올라갈 수는 있어도 기력을 갑자기 저하시켜 오히려 암세력을 키우게 되어 자칫 하면 생명까지도 위험에 빠질 가능성이 있다.
또한 몸의 기운이 어느 정도 회복되고 이성에 대한 욕구가 생길지라도 극히 주의하여야 한다.
그러한 일이 있게 되면 몸은 급전직하 기력이 떨어지고 암 세력은 대폭 확장되어 다시는 회복의 기회가 없어질 것이 확실하다. 여러 경험이 그러하다.

특히 먹거리에서 주의를 하여야 한다.
이제까지의 신체적 구조와 체내의 영양 성분은 거의 모두 먹거리에서 이루어졌다.
그러한 먹거리로 이루어진 몸에 암이 발생한 것이라고 생각한다면 식생활을 전면적으로 다시 검토하여야 할 것이다.
우리 몸에 이익도 주겠지만 아울러 부담도 주는 화학적 물질이 혼합된 먹거리를 멀리할 필요가 있을 것이다.
현존의 우리 식생활에 깊이 파고든 각종 첨가제, 가공 식품, 미량의 독극성 식품 등 아주 많이들 들어와 있다.
인공이 많이 들어간 소금, 설탕, 밀가루, 유전자 변형 먹거리 등 먹어서는 안 될 것들이 널려져 있다.

이러한 유 類들이 체내에서 혈액 순환을 방해하고 유전자 변형을 촉진시켜 암을 유발하고 암들에게 먹이를 제공하는 것이다.

벌레들도 먹을 수 없는 먹거리를 먹어서는 아니 된다.
벌레가 농약 묻은 채소는 먹지 않는다.
저 죽을 식사는 않는다는 것이다.
사람도 농약 묻은 채소를 먹게 되면 벌레처럼 원하지 않는 일이 일어난다.
벌레들이 먹을 수 있으면 사람도 먹어서 탈이 생기지 아니하고, 벌레들이 먹고 죽는 것을 사람들이 많이 먹으면 사람들도 죽을 것이다. 당연한 이치이다.

벌레 먹은 채소를 보면 누구나 얼굴을 찌푸리고 싫어한다.
벌레도 같은 생명체인데 왜 싫어하나.

파이토케미컬 Phytochemical 피토케미컬, 식물성 화학 물질은 채소나 과일이 미생물이나 벌레로부터 자기 몸을 지키려고 내뿜는 천연 화학 물질이다.
채소나 과일은 원래도 피토케미컬을 함유하고 있지만 벌레가 채소를 파 먹게 되면 채소나 과일이 더 많은 피토케미컬을 생산하고 분비를 하여 자기를 방어하는 것이다.
피토케미컬이 인체에 들어가면 세포 손상 억제 및 면역력 향상 등에 도움을 준다.
피토케미컬은 그 종류가 무수히 많아 셀 수도 어려울 정도이다. 그 효능도 종류에 따라 차이가 있으나 인체에 유익한 식물성 화학물질이다.
피토케미컬이 바로 약성이 있는 약리적 작용이 기대되는 자연영양식품이다.

그런데 사람들은 벌레가 먹은 채소나 과일의 피토케미컬이 듬뿍 들어 있는 부분이나 잎사귀 전체를 다 떼어내서 버린다.
요즘의 의과학은 피토케미컬이 많이 함유된 식품을 찾기 위하여 경쟁적으로 TV종편 등에서 난리를 치고 있다.
따로 찾을 것도 없이 과일과 채소를 여러 종류별로 많이 먹으면 되는 것이다.

회복하고 싶어하는 암 환자는 이제까지 잘 먹어 보지 않았던 싱싱한 자연 그대로의 식품을 섭취할 기회를 자주 갖는 것이 좋다.
이제까지 흡수되지 않았던 새로운 자연 영양 성분이 체내로 섭취되는 기회가 된다. 새로운 영양 성분이 몸에 새롭게 흡수되면 이제까지 없었던 인체건강이 다시 시작될 환경이 되는 것이다.

음식에서 특히 주의하여야 할 것은 수술 후 등 체력 회복을 목적으로 고단위 단백질을 섭취한다는 생각으로 개고기를 먹는 사람들이 많이 있는데, 주위의 경험에 미루어 볼 때 주의를 요한다.
암에서 어느 정도 회복되어 건강을 더 증진시킬 필요가 있던 암 환자들이 암을 이겨내기에 어느 정도 한 숨을 돌리는 입장에서 암에서 더욱 건강할 생각으로,
암에서 회복하려고 개고기를 먹었던 다수의 사람들이 암이 순식간에 악화되어 한 달여의 짧은 시간에 목숨을 잃는 경우들이 자주 있다.

의사들의 권유도 허약한 인체에 고단위단백질을 섭취하게 하여 빨리 상처를 회복시키겠다는 취지로 그러하였겠지만 결과는 엉뚱하게 반대로 일어나게 된 것이다.

개고기의 암에 대한 부정적 결말은 식품영양학적으로 밝혀진 바도 없고, 의료적으로 규명된 바도 없는 단순한 개고기 식품의 섭취 결과 이러한 일들이 있었다는 정도의 이야기지만, 그냥 넘길 만한 일이 아님은 분명하다.

단백질은 꼭 먹어야 하는 데 어떤 단백질을 섭취하여야 할까.
경험으로 찾아야 가장 안전한 방법이 될 것이다.
미국의 마이클 그레거는 오염되지 않은 단백질을 섭취하여야 한다고 주장한다.
달걀, 우유, 소, 돼지 등이 모두 항생 물질이나 기타 다른 경로로 오염되어 있어 건강을 유지하려면 먹지 않아야 한다고 주장한다.
현존의 식품 환경에서 오염되지 않은 단백질을 어떻게 구하여 먹을 것인가 하는 점은 아주 중요한 일이 되었다.

콩 같은 식물성 단백질도 있고, 어류나 동물 같은 동물성 단백질도 있으나 동·식물별로 종류별로 영양학적으로는 똑같이 단백질이나 인체가 느끼고 받아들이는 결과는 같다고 할 수가 없으니 난해한 일이다.

적당한 운동은 인체의 기능에 활력을 준다.
평소에도 그렇게 하면 쉽게 늙지도 아니하고 활력 있는 생활이 된다.
암 투병을 위해서는 반드시 필요한 요식 행위이다.

세상사 즐겁게 생각하고 주위를 따뜻하게 배려하라.
내 마음이 편해지고 마음의 파장은 주위를 평화의 분위기로 바꾸어 준다.
몸에 좋은 즐거운 마음, 사랑의 마음을 가져라. 많이 웃어라.

즐거운 생활로 사랑에 빠져 다이돌핀 didorphin, 엔돌핀 endorphin을 뇌하수체에서 많이 분비시켜라. 아름다운 선율을 듣고 좋은 경치를 보고 다이돌핀, 엔돌핀을 많이 분비시켜라.

엔돌핀은 암을 치료하고 통증을 해소하는 효과가 있다.
신경 전달 물질인 이들 호르몬, 특히 다이돌핀은 엔돌핀의 4,000배 효과가 있다고 밝혀졌다.

마음이 편하지 못하면 엔돌핀이 아니라 아드레날린 adrenaline 이 분비가 된다.
부신피질에서 분비되는 호르몬인 아드레날린은 혈당의 상승작용, 심장박 출력 증가작용이 있어 몸의 기능에 주의가 요구된다.
인체에 불안, 두통, 불면, 심계 등의 염려가 있다.
인체의 신경 계통에 교란이 오게 되면 암 면역력에 이상 신호가 작동될 가능성이 많이 있을 것이다.
나도 편하고 주위도 편한 마음의 배려는 이 자리가 바로 극락이요 천국임을 일깨워주게 된다.
말기암이 되면 일반적으로 의사들은 암 환자가 어느 시기가 되면 운명하게 된다는 것을 거의 알고 있다.
암 환자가 당연히 죽게 되는 과정을 늘상 보아온 것이다.

일부 자연영양 요법에서는 병원에서 다 죽는다던 말기암 환자가 운 좋게 살아나는 상황들을 자주 목격하기도 한다.
끝까지 희망을 놓지 않는 마음가짐이 있었던 암 환자나 가족들이 있어서 가능했던 이야기일 것이다.

산야초목 자연영양식품의 영양을 섭취한 결과, 앞장에서 열거한 사실과 같이 많은 암 환자들이 다시 삶의 희망을 찾게 되었다.

그러나 산야초목 자연영양식품을 섭취하고 난 후의 상황을 보면 애써 말기암에서 통증도 없어졌으며 기력도 나고 밥도 잘 먹고 산에도 잘 오르고 운동도 일반인 보다 더 잘 하고 병원의 검사 수치도 양호했던 사람들이 순식간에 나빠진 사례들이 있었다.

이렇게 회복되어 가는 암 환자들은 많은 경우에 국제보건기구가 암의 호전 판단 기준으로 삼는 50% 이상의 관해율, 혈액 검사상의 호전 수치, 4주 이상의 호전유지 등이 충족되고 있었던 사람들이었음에도 한 순간의 방심과 부주의로 순식간에 위험이 다가오는 것이었다.

말기암의 경우에 어떤 의사는 암 환자 10명 중 단 1명만이라도 암 덩어리가 작아지는 등의 유의미한 효과만 있을지라도 대단한 결과로 인정할 수 있다고 하였다.

말기암 의료 현장에서는 10명중 단 1명도 회복이 얼마나 어려운 일인가를 단적으로 표현한 말일 것이다.

말기암에서 점차 회복되어 일상생활이 가능하던 사람들이 이렇게 갑자기 악화되는 경우는 대부분 다른 질환으로 병원에 입원하여 항생제 등의 치료를 받으면서 즉시 악화되는 경우들이었다.

혹은 먹어서는 안 되는 것으로 알려 주었던 가공 식품을 먹고 나쁜 일들이 일어나 다시 회복할 수 없는 상태로 진행이 되고 있었다.

물론 국제 방사능 피폭 허용 수치를 초과하여 방사선에 노출된 경우에 피폭 시간이 지남에 따라 일부 환자들이 방사선 피폭으로 암이 다시 재발병하였을 수 있었을 것으로 추측도 하고 있다.

항생제는 세균에서 추출하였거나 화학 합성제로 만들어졌다.

가공 식품에는 대부분 화학적 산물인 첨가제가 들어 있다.

암 환자가 폐렴에 걸리면 회복이 아주 어렵다.

폐렴에 걸리면 진한 항생제 투여를 아니 할 수 없고, 폐렴 자체가 인체에 주는 면역력 결핍이 또한 크기 때문에 환자는 이중 삼중의 역 조건에 놓이고 회생의 가능성은 더욱 희박해질 수밖에 없을 것이다.

이구동성으로 의료계에서 약은 대부분 부작용이 수반된다고 설명한다.

특히 자주 사용하는 항생제도 부작용이 많아 암 환자의 경우는 반드시 사용에 심사숙고, 손익 계산을 철저히 해야 한다.

국가정보 포털에 게시된 내용을 들여다보면 항생제 부작용에 대하여 얼마나 주의하여야 하는지 잘 나타나 있다.

항생제는 공통적으로 일어나는 부작용이 있으며 개별 약제에 따라 나타나기도 한다.

항생제의 대표적인 부작용으로는
백혈구 혈소판의 감소증 등 혈액 부작용,
약열 발진 전신홍반 광독성 등의 과민 반응,
뇌염 발작 신경 근육 차단 근육 강직 실명 등의 신경계 부작용,
심실성 부정맥 저혈압 등의 심장 부작용,
구역 구토 등의 위장관 부작용,
담즙 분비 장애 간괴사 간염 등의 간 부작용,
콩팥의 사구체성 혹은 세뇨관성 독성 등의 신독성 부작용,
정맥염 관절병 힘줄파열 피부변색
등의 다양한 부작용들이 있다고 공개되어 있다.

어떤 췌장암 환자는 자연영양식품을 섭취한 결과, 암 덩어리도 줄

어들었으며 암 수치도 대폭 떨어졌으며 암 통증이 거의 느껴지지 아니하고 기력도 좋아졌는데, 염증을 막기 위하여 병원에서 항생제를 투여 받은 그 날부터 통증이 심해지고 강남에 소재한 대학병원에서 CT 촬영 검사 결과 종전의 간에 있던 암은 없어졌는데 다시 다른 간부위에 암 종양이 더 생기고 대장에도 새로운 암 덩어리가 생겼다고 불안해하였다.

이 항생제 부작용은 약물을 중지하면 회복이 되지만, 풀리지 않는 독성들도 있고 치명적인 부작용도 발생할 수 있다고 하니 주의를 요하고 있다.
항생제 부작용으로 인한 다른 부작용들은 항생제 투여를 중지하면 회복이 가능하겠지만 암이 커지거나 발생한 경우는 상당히 어려울 것으로 추측이 된다.
다시 새롭게 항암 투쟁에 나서야 하는 어려운 싸움이 겹쳐지는 것이다.

말기암 등에서 어렵사리 회복되어 가는 암 환자들에게 항생제의 부작용은 생명 유지에 심각한 사태를 초래할지도 모르는 일이다.
실제로 여러 경우에 그러한 불상사를 경험해 본 입장에서는 더욱 공포스러운 결과들인 것이다.

말기암 환자들은 주변들로부터 수많은 격려와 염려를 받는다.
미국 등 외국에서 암에 좋다는 여러 영양제나 건강식품 등을 소개받는다.
한국에서 다행히 운이 좋게 자연영양식품 등을 소개받고 상태가 좋아져 암 환자들이 재활의 기대를 가질 수 있는 경우들이 있었다.

몸이 좋아지게 되면 많은 암 환자들이 더 빨리 좋아지고 싶은 다급

함과 욕심으로 몸에 좋다는 혹은 암에 좋다는 영양제나 건강식품을 쉽게 생각하고 이전에 좋았던 식품과 함께 다른 식품이나 영양제를 같이 복용하는 경우가 많다.
혹은 당초의 좋아졌던 자연영양식품을 섭취량을 줄이는 게으름을 피우기도 한다.

내 몸에 좋아지는 것을 확인하지 아니하고 막연히 동물의 줄기세포니까 내반이니까 귀한 약재니까 하고 먹다가는 어려운 국면으로 접어드는 경우들이 많다.
약과 독은 함께 먹으면 독이 되어 몸에 악영향을 끼친다.
좋은 음식과 나쁜 음식을 함께 먹으면 나쁜 음식의 영향을 받게 된다.

암 환자의 경우는 아주 철저히 심각하게 조심하여야 한다.
흔히들 좋은 것은 명현 瞑眩 현상이 일어난다고 생각을 하고 처음 먹는 식품이 불편한 일이 발생하더라도 명현 현상일 것이라고 스스로 안심을 한다.
그런데 그러한 명현 현상이 암 환자의 경우 심각한 결과로 이어질 수 있음을 경계하여야 할 것이다.
명현 현상이 아니라 부작용일 확률이 매우 높다고도 생각해야 한다.

처음 보게 되는 좋다는 식품이 영양제가 몸에 좋은가 좋지 않은가는 일반적으로 하루만 먹고 반응을 보아도 짐작이 가능하다.
불편한 무엇이 느껴지면 바로 중단해야 할 것이다.
그래도 잘 모를 수 있다. 좋다고 느끼는 것이 확인되지 않았으면 시도하지 않는 것도 방법이 된다.

말기암 환자는 매일 받는 혈액 검사로 섭취 결과를 쉽게 확인받을 수도 있을 것이다.
순수한 진짜 천연제인지 천연 재료에서 뽑아낸 비슷한 천연제인지 잘 구분하는 지식을 가져야 한다.
무엇인가 혼합된 천연제인지 잘 파악해야 한다.

섭취량도 약간 필요한 이상의 양을 섭취하여 이겨내는 것이 옳을 것이다.

암은 대체로 먹어서 좋아질 확률이 아주 높은 질병이다.
환자는 먹어서 나빠지는 경우의 식품이나 영양제가 있음을 놓지는 경우가 많다.
보통 일반인들은 왠만치 나쁜 것을 먹더라도 인체에 별다른 피해를 보지 않는다.
간과 콩팥에서 알아서 다 처리를 해 주기 때문이다.

그러나 모든 것이 약화된 암 환자는 여유를 부릴 시간도 체력도 없다는 것을 알고 물에서 얇은 얼음 밟듯이 먹는 것을 조심하여야 한다.
함부로 믿지 말고 신중에 신중을 기하여야 한다.

모든 것은 상식의 범위에서 생각하면 큰 실수는 없을 것이다.

우리 몸은 하루에 일정량 이상의 식사를 함으로써 체력이나 활동이 유지되고 있다.
꼭 적당량을 약간이라도 웃돌게 섭취하여야 할 것이다. 몸이 아픈 몸에 필요량 이하를 투입하면 몸은 유지를 하지 못하고 기대하고 싶지 않은 방향으로 변하게 될 것이다.

말기암 환자에게 있어 마지막으로 접어들면 마약성 진통제도 듣지를 않아 환자나 가족이나 병원이나 많이 혼란스러워한다.

진통제도 부작용이 많다.
미국에서는 1990년부터 2017년 사이에 중추신경계에 작용하는 오피오이드 opioid analgesic 라는 마약성 진통제의 남용으로 4만7천600명이 사망하였다고 한다.
미국 질병예방센터 CDC에서 발표한 숫자이다.
마약성 패치 진통제도 구토, 통증 등 부작용이 많은 것으로 알려져 있다.

이렇게 마약성 진통제로도 안정이 되지 않았던 극심했던 암 통증이 산야초목 자연영양식품을 섭취한 결과, 빠른 시일 안에 통증으로부터 자유로워졌다는 사람들이 많이 있다.
심지어는 환자가 사망하였음에도 가족들에게서 고인이 자연영양식품을 섭취한 후 안정적인 편안한 임종을 할 수 있게 되었다고 감사하다는 전화들도 있었다.

의학 밖의 여러 가지 건강 증진 및 치료법

옛날부터 인류는 만병 통치약이나 불로초를 찾기 위하여 지치지 아니하는 열정을 보여 왔다.

금을 인공적으로 만들어 내기 위한 서양 중세의 허황한 연금술보다도 시기적으로도 횟수별로도 훨씬 더 많은 시도를 해 온 것이 신비한 약을 찾는 것이었다.

중국에서도 도교적 아류에서도 금을 만든다는 황당한 시도들이 있었다.

금보다는 목숨이 더 중해서일까?

더 오랜 세월에 걸쳐 불로장생을 꿈꾸는 인간들의 시도는 여전히 계속되고 있다. 금을 만드는 것보다 장생불사약을 만드는 것이 더 쉽다고 생각해서일까?

만병 통치약이나 불로초는 금을 만드는 것보다 더 어려운 일일지도 모른다.

불로초를 찾으려던 진 나라의 시 황제도 요즘으로 치면 젊은 나이인 50세에 요절하였다. 진의 시 황제는 도술가들의 조언을 듣고 오래 살려고 먹었던 수은 등이 들어간 불로장생의 묘약들을 먹고 오히려 요절하였을 가능성이 매우 높다.

불로장수에 대한 인류의 소망은 그렇게 쉽게 이루어지지 아니하였다. 그래도 요즘은 진시황제보다 두 배도 더 살 수 있는 시대적 환경이 되었다.

인체는 64조 개의 세포들이 집합한 복잡하게 얽힌 구조로 되어 있다.
질병이 수도 없이 나타날 수 있다는 구조이며 조건이다.
만병통치약을 구하기도 만들기도 그만큼 어려워지는 것이다.

누구나 자기에게 일어난 질병에 대하여는 한 번에 싹 좋아지는 것을 바란다.
우선 몸이 불편하니 누구나 그러한 희망이 들 법한 것이다.

몸에 들어온 세균을 한 번에 죽이는 일은 가능할 것이다.
내 몸이 상하지 않는 한계 내에서 가능할 것이다.
그러나 인체에 들어온 병균은 쉽게 죽일 수 있을지라도 기력이 순식간에 올라 힘이 좋은 장사가 되기는 보통 어려운 일이 아닐 것이다.

인체는 태어난 이후 헤아릴 수 없는 행위로 긴 시간에 걸쳐 수많은 영양 물질로 몸을 성장시키고 유지시켜 왔다.
그렇게 수없이 반복된 행위로 만들어져 온 인체에 불편한 일이 생기면 어느 한 가지의 방법으로 이를 해결할 수 있다는 상상은 착각에 가까울 수밖에 없는 것이다.

BC 1,500년경의 이집트인들은 '에버스 파피루스, Ebers Papyrus'라는 의서에 800여 종의 약 처방과 700여 종의 동식물 광물성 약재에 대해 기록하였다.

이 의서에 버드나무를 강장제나 진통제로 사용하였다는 기록이 있다.
이 버드나무 껍질에서 추출한 즙의 활성 성분인 살리실산에 진통 효과가 있는 것이 밝혀져 살리실산은 민간요법으로 자리 잡게 되었다.
버드나무껍질에서 추출한 살리실이라는 물질을 결정체화하여 살리실산 Salicylic Acid 으로 발전되어 1897년 독일의 펠릭스 호프만이 오늘날 사용하는 형태인 아세틸 살리실산으로 개발하였다.
이 아스피린은 100여 가지에 이르는 질환에 효과가 있다고 주장하고 있다.
아스피린이 주장하는 내용들이 어느 질환들에 대하여 일부 효과가 있다는 것이지 질환 자체가 완전히 해결된다는 의미라는 것은 아닐 것이며, 더구나 출혈이 수반되어 또 다른 질병을 유발할 수도 있다는 단점은 마음 놓고 복용할 수도 없는 일이다.

중국의 고서인 '화제국방 和劑局方'에 만병원 萬病元 이라는 처방이 있다.
작약, 방풍, 당귀, 도롱뇽, 지네, 사향, 주사 등 대략 31가지의 재료로 이루어진 처방인데 재료에 따라 식초에 담구거나 볶는 방법 등으로 개별적으로 만든 다음, 다시 여러 재료들을 조합하여 하나의 제품으로 만들었는데 대략 40여 가지의 비슷한 질환에 좋다고 기록되어 있다.
한의학 관련 최대로 많은 질환들에 효과가 있는 것으로 기록되어 있는 것이다.

최고로 유명한 약들의 효과의 정도가 이러하다.
이렇게 만병통치는 어려운 것이다.
옛날부터 녹용, 산삼이 만병통치약처럼 불리워져 왔다.
여기에 덧붙혀 웅담, 사향이 만병통치약처럼 대접을 받아 왔다.
병원에 가면 포도당이 환자들에게 많이 투여된다.

대개 기력 상승과 연관된 물질들이다.
이것들은 무엇을 의미하는가?

근본적으로 기력이 상승되면 병마를 이겨낼 수 있다는 것을 의미한다.

기력 상승을 위하여 인삼을 많이 먹고 육류 등 단백질을 아무리 많이 섭취해도 그 효과는 한계가 있다.
포도당을 아무리 많이 맞아도, 투여해도 원하는 효과는 어렵다.
산삼, 웅담, 사향의 섭취결과도 한계가 있다.

몸에 들어왔다고 다 흡수되는 것도 아니다.
다 흡수되었어도 이전에 자리 잡고 있던 다른 물질 성분들이 혹은 망가진 인체의 기능이 보약들 최고의 영양 성분들의 효능을 가로막는다.
어떻게 해야 하나?

불편한 인체를 건강하게 하거나 질환들을 물리치는 여러 많은 방법들이 인류를 구제해 왔다.

모두가 만병통치처럼 인식을 하는 그 분야의 인식들이 있다.
그동안 수많은 경험에서 그들의 건강 의료적 혜택은 대단하지만 너무 과대하여 알려진 측면이 있다.
대학병원에 입원하면 환자를 두고 관련이 있는 과의 의료진들이 모여 상의를 하듯이 한 개인의 건강에 대하여 숙고할 때 본인이 분야별 단계적 종류별로 생각하고 그러한 방법의 한계를 알고 대처해야 할 것이다.
그렇게 하려면 좋다고 알려진 건강 회복 방법에 대한 접근할 수 있는 역량을 잘 이해하여야 할 것이다.

식품 영양학, 미국의 추세와 한의학

한국 식품의약품안전처는 식품에 사용할 수 있는 식물, 동물, 광물 등 대략 5,000가지를 〈식품공전〉이라는 하위 법규에 상세하게 적시하여 놓았다.

여기에는 많은 식물이나 동물들이 식품으로도 한의약으로도 함께 사용될 수 있다. 당연한 것이 음식으로나 식품으로나 영양 섭취면에서나 이들 〈식품공전〉 목록들이 모두 식품 음식 한의약의 이용에 공존이 될 수밖에 없기 때문이다.

한의학 치료의 상당 부분은 영양적인 측면이 많다.
질병을 치료할 목적의 한의약의 처방은 영양적인 면이 질병 치료에도 효과가 있다는 것을 자인하고 있는 것이다.

요즘 미국 학계나 의료계에서 식품영양의 질병 치료 효과나 보완에 대하여 지지하는 여론이 높고 상대적으로 의약품의 남용이나 상업성에 대한 자성의 여론이 높은 것에 대하여 깊이 생각해 볼 필요가 있다.

민간요법

민간요법에는 물리 행위적 요법과 식품적 요법이 상존해 왔다.
의료의 손길이 한참 멀어져 있던 선사 시대부터 내려온 요법일 것이다.

식품적 요법은 식물을 뜯어 먹고 회생을 하는 상처를 입은 혹은 아파 있는 동물들에게서도 자주 목격되고 있다.
하물며 사람은 말할 것도 없다.

그런데 인간들이 수천 년에 걸쳐 경험해 온 식품적 경험은 중국에서는 황제내경을 출현시켰으며 이집트에서는 '파피루스'라는 의서를 남겼으며 그리스에서는 히포크라테스에게 자연요법의 위대함을 가르쳐 주었다.

수천 년 동안 적어도 자연영양식품을 위주로 한 민간요법은 오늘날의 화학적 부작용과 같은 부작용은 없었다.
이독제독의 기치 아래 발전해온 한의학이나 수은이나 비소 등을 법제하여 장생불사를 꿈꾸었던 도교적 연단 같은 경우는 민간요법의 성향과는 길이 먼 요법들이었다.

한 마디로 모든 동서양 의학의 어머니가 식품의 섭취 결과에서 비롯되었다.

그렇게 시대를 지내오면서 어느 특정 질병에 특별한 성분이 현저하게 작용할 것이라는 생각에서 출발하여 나타난 것이 천연 화학 성분의 발견과 출현이다.

더욱 발전하여 천연 성분의 화학적 고리에서 실험실에서 조성이 가능한 완전한 화학적 성분으로 발전되어 오늘날의 의약품이 출현하게 되었다.

화학적 의약품의 출현은 화학물 자체가 갖는 인체에 비친화적인 성질들이 흡수되고 나면 인체에 부정적 결과를 보여 혜택과 부작용이라는 단단한 이중성 연결고리를 형성하였다.

암을 비롯한 거의 모든 질환에 투여되고 있는 현대의 의약품이 대부분 부작용을 수반하고 있다는 현실은 모두가 인지하고 있다.

화학에서 비롯된 화학적인 부작용을 화학적으로 해결한다는 발상은 다시 화학 위에 또 하나의 다른 화학의 불편함과 위험성을 덧붙히고 있다고 보아야 한다.

바대되는 성질의 화학적 합성으로 인한 중성화는 화학적으로는 가능할지라도 그 것이 인체에 들어오면 실험실의 의도와는 영 딴판이 되는 일이 많기 때문이다.

화학적 투약으로 독극한 부작용이 발생하였는데, 해독의 목적으로 화학적으로 만들어진 화합물인 비타민 C를 투여하는 것과 비슷한 사례이다.

화학적 합성 비타민 C는 방부제로도 사용하며 이미 암을 발생할 우려가 있다고 밝혀졌다.

그런데 흔히 암 환자들이 병원에서 비타민 C 주사를 투여받는다고 하니 조심스러운 생각이 들게 된다.

현존의 제약회사의 화학적 약물의 출현은 한의학이나 도교의 독극물 이용과 크게 다르지 않다.

아무튼 독극물은 적게 먹고 빨리 배출하는 방법이 손자병법의 1등 승리인 싸우지 아니하고 피하는 것과 같은 승리이다.

따라서 몸에 쌓인 화학적 독극물을 천연의 자연영양소로 배출시키고 씻어내는 것이 하나의 방법은 아닐는지.

수천 년 간 내려온 경험상 부작용은 없으므로 독극물 흡수보다 나은 것이니 경우에 따라 민간요법을 시도해 보는 것도 좋은 방법이 될 것이다.

한의학

동양의학으로 대표되는 한의학 中醫는 마오쩌둥 毛澤東의 적극적인 지원을 받아 많은 발전을 하여 왔다.
그런 중국에서 자긍심 강한 한의학에 사단이 났다.
이상한 일이 벌어졌다.

한의사이었던 중남대학교 장궁야오 張功耀 교수가 한의학에 대한 비판을 하고 있다. 그는 한의한약은 국가 의료 시스템에서 폐지해야 한다고까지 주장을 한다.
그 전에도 중국에서는 한의학과는 관련이 없는 인물들인 청나라 말기의 관리 유월, 사상가 노신이나 중국 양의사 여운수가 한의학 폐지를 주장하였지만 한의사였던 인물이 한의한약을 폐지하자고 주장하는 것은 차원이 다른 문제인 것이다.

그는 역사적으로 의학은 다음과 같은 과정과 평가를 받아왔다고 주장한다.
본능의학 本能醫學: 뜨겁거나 아픈 곳에 손이나 돌로 눌러 놓는다거나 하는 행위.
주술의학 무의 巫醫: 초기 인류에게서 있었던 치료 방법. 제사를 드리거나 기도를 드리며 무당의 술법에 의한 질병 치료 방법.
신앙요법 信仰治療: 주술의학과 동일하나 불교 기독교 이슬람교 등의 종교에서 환자들에게 교리로 주입하고 기도하는 행위. 위약 僞藥 효과가 있을 수도 있다고 함.
철학의학: 사람과 자연에 대한 기본적인 이해를 하고 본능의학, 무

당, 신앙의학들에서 벗어나는 체액설 體液說, 입자설 粒子說, 영기설 靈氣說로 치유를 시도하는 행위.

경험의학: 관찰과 실험, 측량을 통해 유효성을 찾는 것.

직각의학 直覺: 비슷하거나 서로 다른 모양을 보고 질병을 치료하는 것. 식물잎이 허파처럼 생긴 것을 보고 폐를 치료하는 등.

과학의학: 인체 구조를 인식하는 것에서부터 출발하여 치료함.

힌의학 中醫: 한의학은 내용이 복잡하고 혼란스럽고 본능의학, 주술의학의 요소를 포함하고 있다. 철학이 아닌 세속적 신비주의에 속한다. 과학적인 특징도 없는 전형적인 허위의학 위 僞 의학이다.

라고 장궁야오 교수가 지적한 내용들이다.

그는 철학과를 졸업하고 과학사상사에서 석사학위를 받았으며 중국 중남대학교 과학기술연구소 교수이다.
그의 이력에는 중의를 교육받은 사항이 나타나지 않은 특징이 있다.
그의 주장들이 일정 부분 긍정적이라는 데는 수긍이 된다.

그의 주장대로 가정한다면 현존 양의학은 보완되어야 하거나 비판받을 사항들이 없을까?
현존 서양의학이 현대 인류 사회에 기여한 혜택이 무궁하지만 모두가 긍정적이지만은 않다.
장 교수의 지적처럼 한의학은 버리거나 고쳐야 할 점이 많을 것이다.

그렇지만 수천 년을 이어온 한약적인 것과 식품영양적인 면, 침술, 뜸, 안마 등 건강이나 질병과 관련된 수많은 장점들을 간과하지 않았는가 하는 생각이 든다.
서양 의학이 미쳐 손길이 닿지 않는 건강 증진 요법이 한의학에 넓게 깔려져 있다.

요즘 미국에서는 학자와 의료인들 사이에 식품 영양이 인체에 미치는 효과에 대하여 연구를 하고 있다.
한약이나 식품 영양 효과나 비슷하거나 같은 경우들이 있다.
결과적으로 서양 의학의 본산지인 미국에서 한의학과 관련된 침이나 뜸, 식품 영양에 대하여 긍정적으로 연구가 시작되고 상당 부분 인체에 꼭 필요한 연구나 실험 결과들이 나오고 있다.

과학을 전공하고 연구하는 학자답게 장 교수는 한의학의 현대적 분석이나 검사 장치의 미흡함을 비과학적 현실로 비판하고 있다.
그러나 주술적이거나 신앙적인 행위가 약간 내재된 일부의 실상을 전체인양 치부하는 것도 올바른 평가 방법이 아니다.
그런데 주술적이거나 신앙적인 치료 행위도 현존 의학에서 자주 이용되는 최면 치료의 방법과도 틀리지 않는다고 보아야 한다면 장 교수의 주장은 일단 재고해 보아야 된다.

한의학에 대한 과학적 논의를 함에 있어 한의학 소재에 대한 성분을 현존 과학적 명칭이나 숫자로 분석하거나 치료 결과 혹은 흡수 결과 나타난 인체의 변화를 과학적 기술이나 장비를 통하여 검사를 하여 측량 수치를 밝히면 충분히 과학적이라고 설명할 수 있을 것이다.

식품 영양학에서도 의료 현장에서도 항상 치료 결과 혹은 흡수 결과를 매일 혈액 검사하거나 영상 촬영을 하여 검사하고 성과를 증명해 내고 있다.
그러한 과학적 검사 시스템을 활용하면 한의학도 얼마든지 치료나 섭취에 대한 결과를 과학적으로 규명하였다는 평가를 받을 것이다.

한의학은 서양 의학에 없는 의료적 소재를 찾고 이것들을 활용하고 이제까지의 장점들을 살려 발전시켜 나가야 할 것이다.
의약품의 상시 골칫거리인 부작용이 발생되지 않는 치료약을 발굴한다든지 하는 것이다.

미국을 비롯한 여러 나라에서 현존 의학의 부작용과 현존 의학의 특정 질병 치유에 대한 무력함에 대하여 오히려 자연으로 돌아가자는 슬로건으로 현존 의학이 비판받고 있는 점도 깊이 생각해 보아야 한다.

거의 모든 의약품이 부작용을 수반하기 때문에 이러한 문제점을 찾고 보완해 나간다면 앞서가는 의학의 길을 찾아내는 셈이 될 것이다. 또한 현존 의약품으로는 어려운 현존 의약품의 성능을 넘어서는 천연 약물을 개발할 수도 있을 것이다.

현존 의학은 암을 효과적으로 치료하고 있다는 평가를 받기엔 부끄러운 실상이다.

항암 부작용을 해결하지 못하여 전 세계의 암 환자들이 고통을 받고 있으며, 말기암 통증을 진정시키지 못하여 말기암 환자가 극심한 고통 속에서 숨을 거두고 있으며, 암출혈을 중지시키지 못하여 회생이 어려운 빈혈증을 헤매고 있다.

파킨슨병, 치매, 알츠하이머병, 비염, 갑상선 기능 이상, 요실금, 간 기능, 황달, 신장기능의 회복, 범혈구 수치 회복, 족저근막염 등등 현존 의학이 시원하게 해결하지 못한 질환들이 매우 많다.

이들 질환들 외에도 현존 의학은 치료가 어렵고 병명을 알 수 없으면 신경성, 과민성이라는 모호한 이름을 붙혀 의료의 책임과는 상관이 없는 것처럼 위장하지 않았다고 장담할 수 없을 것이다.

이러한 난치의 질환들이 산야초목 자연영양식품을 섭취한 결과, 단지 음식 영양이나 식품 영양이 국제보건기구의 암 치료의 유효성의 판단 기준으로 삼는 환자 중 30% 이상의 호전 숫자, 4주 이상의 지속성, 50% 이상의 질환 호전율을 훨씬 초과하여 충족시키고 있는 현실을 직시하여야 한다.

자연영양식품의 섭취 결과와 궤를 같이 하는 한의학의 치료 방법이 이러한 일을 하는 의무와 권리가 있음을 생각해 볼 일이다.

수술하지 아니하고 독한 약물을 먹지 아니하고 현존하는 몸 그대로 자연스럽게 몸이 회복된다면 비교하여 어느 요법이 과연 인체를 이롭게 한다고 평가를 받겠는가?

일본 의사 곤도 마코토 씨가 실토한 것과 같이 못 나으니까 나을 실력이 안 되니까 수술로 고친다, 수술로 제거한다는 주장을 되새길 필요가 있을 것이다.

더구나 한의학은 인체에 해로운 약물을 투여하지 아니하고도 침, 뜸, 부항, 안마, 기치료 같은 방법으로 인체에 이로운 역할을 하고 있는 것이다.

이러한 이유로 인류의 건강과 복지를 위해 한의학은 존재하고 유지되어야 할 것이다.
또한 서양의학은 한의학이 하고 있는 일들을 효과적으로 모두 이행할 수가 없기 때문에도 한의학은 유지되어야 할 것이다.

침 鍼

침은 중국의 고대시대부터 혹은 동이족의 오랜 전통에서 그 뿌리를 찾을 수 있다.
수천 년을 이어오면서 헤아릴 수 없는 사람들과 우리들의 선조들을 구제하여 왔다.

침은 인체의 경혈에 가느다란 쇠붙이나 대나무 침을 꽂아 신경에 자극을 주어 불편한 인체를 복구시키는 의료 방법이다.

경락 經絡은 인체 오장육부의 반응이 인체의 피부 언저리에 나타나는 경로를 뜻하며, 경혈 經穴은 인체의 경락순행 경로상에 있는 모여 있는 공간인 틈새 부위로서 맥기 脈氣가 있어 기운이 나타나는 곳이다.

경락, 경혈에 대한 오늘날의 과학적 근거는 내버려 두고 수천 년 동안 내려오면서 인류를 실질적으로 구하여 왔다는 사실만으로도 복잡한 과학적 시비를 걸 필요도 없고 걸어서도 아니 된다.
그만큼 치료의 주류를 이룰 정도로 혁혁한 사실들이 있으므로 시비를 붙여서는 예의가 아니다.

아무리 침이 우리에게 도움을 주어 고마울지라도 거기에 걸맞은 한계를 인식해야 한다.
인체에 영양 성분이 어느 정도 준비되어 있고 자극을 받으면 움직일 수 있는 근육이나 근력이 있어야 하는 것은 기본이다.
전기선에 아무리 전기를 보내도 전기를 받아내는 작동기가 작동되지 않으면 허사가 된다.

침을 받을 수 있는 인체는 그래서 상당한 영양 상태나 근육이 있어야 한다.

요즘 미국의 유명한 암센터에서도 암 환자들에게 침 치료를 하고 있다.

암 치료에 대한 중심적 치료는 아니지만 보조적이거나 통합 의학적 측면에서 시행하는 것은 과학적 사고를 중요시하는 미국에서 일단은 의료적 사용 수단으로 인정을 받고 있는 것으로 생각할 수 있다.

침은 암의 통증을 다소 완화하는 것으로 인정을 받고 있다고 한다.

한국에서는 질병 분야가 다른 여러 치료 목적으로 이용되고 있다.

침은 기계적·물리적 자극이어 급성 질환에 사용을 하며 단박에 효과를 체험할 실증적 치료 행위이다.

더 연구되고 발전되어 인류에게 많은 혜택을 줄 수 있을 것이다.

뜸, 구 灸

뜸은 침과 더불어 또 하나의 동양적 치료 행위이다.

뜸은 인체의 혈자리나 환부에 쑥이나 다른 물질을 태워 거기에서 나오는 김인 온열 溫熱을 인체 피부에 흡수시켜 질병을 치료하는 방법이다.

불의 온열 자극과 약물의 효과가 경혈 경락을 통하여 몸 속으로 들어가게 하여 인체 생리 기능을 북돋아주는 외치법 外治法이다.
뜸은 온열 자극이어 기운을 보충해 주며 차가운 질환에 유효하며, 세포 기능을 촉진하고 면역 기능을 강화하며, 적혈구의 혈색소를 증가시키고 지혈 진통의 효과가 있다고 한다.

뜸은 고혈압, 동맥경화, 빈혈, 위궤양, 두드러기에 효과가 있다고 알려져 왔다. 적응 증상으로는 건강 증진, 내분비, 갑상선, 비뇨기, 순환기, 소화기, 호흡기, 통증 등에 유효하다고 한다. 요즘 표현으로 뜸은 온열 자극을 통해 원적외선 효과를 얻을 수 있다고 한다.

뜸을 지나치게 많이 뜨면 오히려 기력이 소진되는 경우도 있다고 하니 암 환자들은 유의할 필요가 있다. 또 인체에 흉터가 남을 수 있다는 점도 유의해야 될 점이다.

큰 뜸, 작은 뜸, 직접 뜸, 간접 뜸, 약뜸, 쑥뜸 등 방법과 재료에 따라 여러 구분이 있다.

찜 질

흔히들 건강상 이유로 찜질을 하고 있다.
소금찜질, 쑥찜질, 숯찜질 등 다양한 방법들이 있다.

비교적 체력이 남아 있는 사람들은 찜질 덕을 많이 보고 있다.
노폐물이 땀과 함께 빠져 나오고 소금이나 쑥, 숯의 약리성 혹은 광물성 효능이 인체에 흡수되어 인체에 활력을 주는 것으로 활용되고 있다.
비교적 건강한 사람들의 경우에 그러하다.

암 환자들은 어떠한가?
아주 조심하여야 한다.
노폐물도 빠지겠지만 겨우 겨우 지탱한 기력이 소진된다.

기력이 소진되면 암 환자는 위태로워질 수밖에 없다.
받는 이익은 적고 출혈은 심각하다.

안 마

안마의 치료 방법은 먼 고대 황제내경 이전에도 있었다.
황제내경이 훨씬 후대에 만들어진 의심을 받고도 있지만 어떻든 문서화된 체계화된 동양의학 한의학의 시작임은 부인할 수가 없다.
안마의 건강적·질병적 유익함은 경험한 사람들은 모두 인정을 할 것이다.

한의학, 현존 의학, 다른 민간 요법들이 해 내지 못한 일들을 안마가 해내고 있다.
이러한 업에 종사하고 있는 사람들과 서비스를 받아본 경험이 있는 사람들이 다 같이 그 가치를 인정하고 있다.

심지어는 안마로 암을 물리칠 수 있다고 주장하는 사람들도 실제로 있었다.

지나친 주장일까?
근육을 이완하고 병증 덩어리를 풀어줄 수 있다는 데는 공감할 수 있지만 지나친 주장이 아닐까?

아무튼 육체적 불편으로 고생하고 있던 사람들이 안마를 받고 몸이 정상으로 돌아왔다고 주장하는 사람들이 있으므로 그 존재 가치는 충분할 것이다.

부항 附缸, cupping, 사혈 瀉血, venesection

부항은 부항단지 기구 안에 열 혹은 음압 陰壓을 조성하여 피부에 흡착시켜 피를 뽑거나 울혈 鬱血을 일으켜 물리적 자극을 주는 방법이다.

중국의 고대 한나라 시대에 조성된 마왕퇴 한묘에서 출토된 52병방 病方에 기록된 소각小角 최초로 발견된 부항이다.
서양에서도 고대 그리스 이전부터 사용한 근거가 있다.

문헌에는 류마티스, 복통, 소화 불량, 두통, 고혈압, 감기, 요통, 안 질환 등에 사용하였으며 최근 연구에서는 변비, 비만, 폐렴, 대상포진 등에 까지 사용이 넓혀졌다.

원래 사혈은 한이하저으로 침으로 피를 뽑는 것이다.
열증, 어혈증, 고혈압, 동맥경화, 타박상 등에 사용된다.

요즘은 현존 의학에서도 치료의 목적으로 환자의 혈액을 몸 밖으로 배출시키고 있다. 폐수종, 심장천식, 울혈, 부종에 사용되고 있다.

부항이나 사혈이나 인체에서 피를 뽑아 인체에 도움을 준다는 데는 똑같은 원리에서 출발이 되었을 것이다.

어혈이 막혀 한 쪽의 운동이 불편했던 사람들이 피를 뽑고 나서는 한결 시원해졌다, 좋아졌다고 이야기를 한다.
당연한 원리이다.
암과 연관해서는 별무로 추측이 된다.

단식 fasting

단식 이란 질병 회복, 체중 조절, 정신 수련 등의 목적으로 일정 기간 음식을 끊는 행위이다.

단식의 시작은 동양에서는 수천 년 전부터 도를 닦는 수행인들로부터 시작된 것으로 알려져 있다.
수행을 하면서 단식을 하다 보니 자연히 여러 가지 유익한 사실들이 체득되었다.

단식은 자연스러운 생체의 반응일 수 있다.
인체가 불편한 상태에 이르게 되면 신체의 활동을 쉬어줌으로써 다시 손상되었던 생체 조직을 재생이나 부활을 시키고, 질병을 물리쳐 몸이 회복되는 기회를 갖는 자연의 작용으로 보아야 할 것이다.

동물들도 몸이 불편하면 밥을 굶고 가만히 몸을 쉬어 주고 있다. 사람들도 몸이 아프면 밥을 먹고 싶은 의욕이 없어진다.

단식은 필요의 성질에 따라 인체에 음식물 공급을 아예 끊는 방법과 일부 제한적으로 끊는 방법들이 있다.
요즘 의학적으로는 장티푸스의 회복기나 위장 질환의 수술 후 치료법으로 단기간 이용되기도 한다.

단식은 특별한 위해 사항은 발생하지 않으나 탈수 등의 부작용이 있어 이에 대한 대비는 하여야 한다.
또 단식을 마친 회복기에 주의를 많이 기울여야 한다.

이 회복기의 대처가 단식의 승패를 가름할 시기가 될 수가 있기 때문이다.

단식 기간에 나타나는 현상은 공복감, 탈수, 피로, 수면 시간 단축, 냄새, 발진, 복통 등이 있으며, 혈압과 혈당이 떨어져 메스꺼움, 두통, 오한, 변비가 나타나기도 한다.

10일 안의 단기 단식의 경우 저혈압, 저혈당, 전해질 부족 등이 있거나 소금, 물 섭취를 지나치게 제한하면 사망할 수도 있으며, 장기 단식의 경우도 위험에 빠질 수가 있다.
3일 이상의 단식은 전문가들의 조언을 받아야 한다.

단식은 체내에 음식물 공급을 끊음으로써 인체가 휴식에 들어가 면역력이 높아져 질병을 치료하고 인체의 세포나 장기를 정화하여 에너지의 효용성을 높인다는 목적을 가지고 있다.

실제로 음식물의 섭취를 중단함으로써 몸에 쌓인 당과 지방을 연소하게 되고 백혈구 수치의 변화가 오게 되는 것이다.

수도자들은 음식물을 끊음으로써 정신도 맑아져 평소에 감각하지 못했던 정신세계를 경험하고자 하고 실제로 그러한 경험은 수천 년 동안의 과정에서 이루어져 왔다.

건강을 위한 단식은 1~7일 정도에서 하는 경우가 추천되고 있으며,
정신 수양을 위한 단식은 한 달도 넘게 이어질 수가 있다.
건강을 위한 단식이 일정 효과를 보고 있는 실정이며,
정신 수양을 위한 단식은 전생 체험, 유체 이탈과 같은 황홀한 세계

를 경험시키기도 한다.
단식을 통해 면역력이 높아져 의료적으로 어려운 질병의 염증이나 궤양, 백혈구 수치의 상승 등의 혜택이 있음은 여러 사례들을 통해서 확실한 것이 밝혀졌다.

단식을 통해 암을 치료하고 싶어 하는 경우들도 있다.
암세포 세력이 비교적 창궐하지 않는 시기에는 혹시 기대를 가져도 좋을지는 모르겠으나 암 세력이 이미 상당히 진행된 경우에는 자칫하면 영양 결핍이나 체력 소모로 오히려 반대의 결과가 일어날 수도 있다는 위험이 있을 수 있을 것이다.

그런데 최근 미국의 서던 캘리포니아 대학의 연구팀에서 발표한 내용에 의하면 인체의 면역 시스템이 단 3일만의 단식으로 완전히 새롭게 재생될 수 있다고 하였다.

현존 의학에서 암 치료에 이용하는 화학요법 chemotherapy 은 다양한 부작용을 유발하여 면역 체계를 손상시키는 것으로 나타나 있다.
이 연구에 의하면 72시간의 단식이 면역 시스템의 손상을 예방할 뿐만 아니라 화학요법의 독성으로부터 암 환자를 보호하고 이미 손상된 면역 시스템을 새롭게 재생시키는 것으로 나타났다고 한다.
손상된 면역세포들을 제거하고 새로운 면역세포를 생성한다는 것이다.

또 굶주림 trigger 은 생체가 쉼으로써 잠자고 있는 줄기세포 stem cell 를 자극하여 줄기세포의 활동을 재개시키고 줄기세포의 분열 활동을 끌어내고 있다.
분열 능력이 있는 줄기세포는 동일한 줄기세포로 분열하거나, 다른 세포나 조직으로도 분열할 수 있는 미분화된 세포이다.

줄기세포의 중요성은 질병이나 노화로 손상된 장기나 세포들을 대체할 수 있는 세포로도 분열이 가능한 세포이기 때문이기도 하다.

이 연구에서는 단식이 꺼져 있던 줄기세포의 스위치를 눌러 가동시켰으며, 몸 전체에 면역 시스템이 재 부팅되었다고 한다.

이 연구에서는 72시간의 3일 단식이 면역 시스템 전체를 새롭게 재생시키는 데 효과적인 단식 시간으로 책정하였다.

질병, 노화, 건강을 위하여 인체를 한 번씩 쉬어 주는 것은 지혜이다. 그래서 간헐적 단식도 우리가 쉽게 접근할 수 있는 좋은 요법인 것이다.

그러나 너무 자주 하는 단식은 인체에 영양 결핍으로 발생하는 또 하나의 면역 시스템 손상이 올 수 있음을 알아야 할 것이다.

기 치료

암 치료가 효과적으로 이루어지지 않고 있다 보니 항암 기공까지 등장하고 있다.

중국 상하이의 곽림 신기공올 시직으로 중국의 항암병원이나 암 전문 요양 시설에서는 기공을 암 치료의 한 수단으로 이용하고 있다.

곽림 기공을 전파한 곽림은 화타의 오금희를 어릴 때부터 익혔으며, 옛 기공과 도인행기 導引行氣 법에 대하여 연구를 하고 60여 년간을 연공 練功을 실천하였다.

암을 치료하기 위하여 곽림은 조용한 정공에서 움직이기도 하는 동정공법으로 바꾸고 실내에서 실외로 나가 신선한 강물이나 나무가 많은 곳으로 가서 기공을 하였다.

호흡으로는 풍호흡법 風呼吸法을 하였다.

신화 통신에 의하면 중서의와 곽림의 기공 치료를 거쳐 68.5%의 유효율이 있었다고 한다.

이러한 치료를 받은 환자가 지은 항암 노래가 있다.

"암에 걸리면 슬퍼 마소.
 정신을 분발하는 것이 첫째라오.
 방사 치료, 화학 치료 알맞게 하세.
 중약 마셔 독을 빼고
 병이 악화되면 아무 의사나 보이지 마오.
 곽림 기공 견지하면 건강 회복되어 온 가정 기뻐하네."

중국에서는 1971년부터 시작된 항암 기공에 대한 효과에 대하여 치유 입증을 수치적인 증명보다 암을 극복한 실제 치유사례를 위주로 기록하였다.

곽림 기공의 치료 효과는 신화통신의 보도처럼 기공치료 홀로 치료가 아닌 중서의와 함께 치료를 하였으며 그 치료 효과를 보도한 것이기 때문에 곽림기공의 암에 대한 치료 효과는 일반적인 운동의 효과와 비슷한 보조 치료 효과 사례일 수도 있다는 평가를 벗어나기는 어려울 것으로 보인다.

미국에서도 유명한 암 센터에서 기 치료나 기공을 이용한 치료를 시도하고 있다.
미국의 국립중앙암센터, 하버드의대 암센터, 엠디 앤더슨 암센터 등에서 기공과 태극권이 항암과 다양한 병증에 효과가 있는 것으로 인정하고 환자들에게 기공을 수련시키고 있다.

항암 기공으로 암이 치유된 사례들은 중국이 주장하는 자료들일 뿐, 아직까지는 실제적으로나 현실적으로 수긍이 쉽지 않은 부분이 많기는 하다.
다른 요법과 결합되어 나타난 결과로서 보조적인 혹은 통합의료적인 면을 무시할 수는 없을 것이다.

아무튼 환자들이 기력이 솟아나고 느낌이 좋았다면 그러한 것만으로도 충분한 가치가 있을 것이다.

여타 치료

서울 어느 절에서 폐암 말기의 여성이 죽음을 각오하고 간절한 마음으로 기도를 하였다.
한두 달 후에 기도 중 빨간 피 덩어리를 토해 내고 폐암이 완치되었다고 한다.

성모 마리아에게 기도를 하고 병이 치유되었다는 이야기도 있다.
산에 들어가 죽을 각오로 산신에게 기도를 하여 치병하였다는 이야기도 전해 온다.

인류는 오래 전 고대 시대에도 하늘에 간절한 마음으로 기도를 하고 응답을 받으려고 하였다.
운 좋게 치유된 사례가 있었을 것이라는 상상은 가능하다.

어차피 죽을 것, 이래도 죽고 저래도 죽는다면 한 번 마지막으로 신에게, 자연에게 사정을 해볼 만한 일이다.

몇 년 전에 타계하신 제주도의 90대 김 씨 할아버지가 계셨다.
특별한 처방으로 암도 낫는다고 전해졌다.
이 분은 평소에 마음씨가 올바르지 못한 사람은 질병에서 회복할 수 있는 기회를 주지 않는 것이 자비라고 하셨다.
평소에 인과응보를 생활신조로 삼으셨던 할아버지는 나쁜 사람에게 살 수 있는 기회를 더 주게 되면 그 사람은 그만큼 나쁜 일을 더 저지를 수 있는 기회를 갖게 되어 세상에게, 다른 사람에게 피해를 더 주게 되며, 본인도 죽으면 지옥에 떨어져 고통을 받는다고 병을 낫게 해 주지 않는 것이 자비라고 하셨다.

하늘에, 우주에 자기의 목숨을 구하고 싶다면 제주도 할아버지의 생각처럼 세상에 피해를 주지 않는 기여를 하는 선량한 인성을 가져야 하늘에 보살핌을 받게 되지 않을까?

암 환자들이 마음이 편하여 스트레스를 받지 않아야 암 치유에 도움이 된다고 요즘은 미국 등지에서 음악 치료다, 그림 치료다 하는 요법들까지 등장하였다.
엔돌핀이라는 호르몬을 생성시키기 위함도 있을 것이라는 목적도 있을 것이다.

암의 호전이 얼마나 호전이 어려우면 이러한 시도까지 등장하는가? 말기암에 대한 호전이 그만큼 의료적으로 어렵다는 것을 나타내는 현상이라고 볼 수 있을 것이다.

그렇다면 샤머니즘 같은 무속적 체험은 음악, 미술 치료에 비하면 오히려 고급화된 정신적·최면적 치료가 되지 않겠는가.

수천 년 된 아유르베다 의학이나 황제내경에 색채 치료나 색채의 힘이 언급되어 있다.

이 색채 치료는 환자가 보고 위로받는 현존의 그림 치료와는 성격이 다르다.
색채에서 뿜어져 나오는 우주의 자연의 어떤 힘으로 몸이 치유되는 원리이다. 그런데 이 색채 치료가 실제로 어떤 결과를 보이고 있다는 사실은 앞으로 더 연구해보고 발전시킬 과제가 되고 있다.

암 치료와 관련되어서는 요원한 이야기일 것으로 생각된다.

제3편

무병장수의 길
학처럼 거북처럼

장수 수명의 열쇠, 텔로미어

텔로미어 Telomere 는 생물의 염색체 말단에 존재하는 염기서열이며 유전적 암호를 지니고 있지 않기 때문에 단백질로 정의하기도 어정쩡한 그러한 물질이다.
그냥 한마디로 말단염색체가 가장 근접한 표현이다.

세포는 복제 과정에서 마지막 염기서열들은 복제되지 않는다.
복제를 거듭할수록 DNA 가닥이 끝부분부터 조금씩 닳아 짧아지게 된다.
인간의 경우 약 60번 정도 복제를 하면 더 이상 복제를 할 수 없게 되어 생명체의 노화와 죽음을 가져온다.
대부분의 세포는 텔로미어를 늘리는 효소를 지니고 있지 않지만 일부는 특수한 효소를 통해 텔로미어를 늘릴 수가 있는데, 이 효소가 텔로머라제 Telomerase 다.
암세포와 생식세포는 텔로머라제를 통해 텔로미어를 신장시켜 지속적으로 세포 복제를 할 수가 있다. 이렇게 되면 늙지 않게 된다.

텔로미어를 신장시키는 것이 가능한 동물로 바다가재가 있다.
그러나 실제 수명은 종에 따라 차이가 있으며 수십 년 정도의 수명 차이가 있으나 노화로는 죽지 않는다는 의미이다.

텔로머라제의 가장 큰 위험으로 암 발생을 들 수가 있다.
미국 스탠퍼드 대학교 의과대학 연구팀이 암 발병의 위험이 없이 텔로머라제를 연장시키는 효소를 개발해 냈다고 한다.

아직 전체 전신의 텔로미어를 모두 복구하는 것은 아니라고 한다.

참고로 핵 치환을 이용한 복제 동물은 수명이 길지가 않다.
복제 대상이 되는 개체의 세포 속 핵안의 텔로미어는 당해 개체의 수명만큼 닳아져 있기 때문에 복제 동물은 복제 대상 개체의 나머지 수명을 살 수 있게 된다.
10살 먹은 개를 복제하면 막 태어난 강아지일지라도 나이는 10살이 되는 것이다.

2019년 10월 19일 스페인 국립 암 연구센터의 과학자들이 살아 있는 생쥐의 텔로미어를 대폭 연장하는 데 성공하였다는 논문이 네이처 커뮤니케이션스에 실렸다.
생쥐의 유전자를 조작하지 않고 수명만을 연장했다는 것이다.

같은 종의 다른 생쥐보다 훨씬 긴 텔로미어를 가진 생쥐를 생명공학 기술로 만들어냈다는 것이다.
이렇게 텔로미어가 길어신 생쥐는 암과 비만이 덜 생기고 건강한 상태에서 더 오래 산다고 과학자들은 주장한다.

이전의 연구들에서는 텔로머라제 합성을 늘리는 유전자 치료법을 개발해 암 등 노화 질환을 일으키지 않은 채 수명을 24% 연장할 수 있다는 데 성공을 하였다.
그런데 스페인 연구팀은 유전자를 건드리지 않고 텔로미어를 연장한 수준 높은 연구 결과를 내놓은 것이다.

텔로미어가 길어진 생쥐는 암이 덜 생기고, 물질 대사 측면의 노화가 늦춰졌으며, 수명이 평균 13% 늘었다고 한다.
구체적으로 콜레스테롤과 나쁜 콜레스테롤 수치가 낮아지고 인슐린, 글루코스 내성이 강해지고 DNA 손상이 줄어들고 미토콘드리아 기능이 향상됐다.
텔로미어는 길어지면서 가늘어져 텔로미어가 쌓여도 많이 두꺼워지지 않았다.

세포의 전분화능 pluripotency 단계에서 텔로미어 연장을 촉진하는 텔로미어 그로마틴(염색질)의 생화학적 변화는 후성적 epigeneric 득성을 가진 것으로 나타났다.

즉 이러한 변화는 유전자의 작용을 수정하는 화학적 주석으로 기능할 뿐 유전자의 본질을 바꾸지는 못한다는 뜻이다.
유전자를 바꾸지 않고도 생명을 연장할 여지가 있는 것이라고 하였다.
텔로미어의 수명 연장 기능은 생명 공학적인 이론으로 부작용이나 후유증이 없이 가장 발전된 스페인 과학자들의 연구로 수명을 13% 늘렸다고 고무되어 있다.
같은 조건에 있었던 다른 쥐에 비하여 수명이 13% 늘었다는 발표이다.

스페인의 연구 결과 발표는 미국의 분자 생물학자 빌 앤드루스 본인의 생체 실험 연구 결과와 비교하여 볼 상당한 이유가 있다.

빌 앤드루스는 수십 년 간 인간 노화 치유를 연구하는 노인 학자이며 본인이 일란성 쌍둥이라는 환경에서 수십 년 간 서로의 쌍둥이를 비교하는 실험을 해 오고 있다.

같은 쌍둥이인데 현재 64세로서 한 사람은 생체 나이가 41.5세이고 한 사람은 70세이다.

후천적 환경이나 조건이 이렇게 생체 나이를 차이가 있게 만들었으며 생체 나이의 차이는 수명의 차이로 그대로 연결될 소지가 다분한 것이다.

생체 나이 41.5세의 빌 앤드루스는 양질의 단백질을 포함한 채식 위주의 식이 요법과 달리기와 요가를 하고 있다고 한다.
50대가 되기 전까지만 하여도 햄버거를 제일 사랑하는 사람이었다고 한다.

요가는 일주일에 2~3일 정도 하고 야외에서 하는 달리기는 햇빛에 피부 노화가 염려되어 못 하기도 한다고 한다.
야외에서는 양산을 꼭 쓰고 다닌다고 한다.

실제 나이 64세이면서 생체 나이 41.5세인 빌 앤드루스는 수명이 22.5세가 늘어났다. 대략 50% 가량의 수명이 늘어났다.
다른 쌍둥이는 실제 나이가 64세이면서 생체 나이가 70세로 수명이 6세가 줄어들었다. 대략 10% 가량 수명이 줄어들었다.

스페인의 생쥐는 생명 공학 기술로 수명이 13% 늘었다고 발표되었다.

생명 공학의 기술이 수명을 13% 늘렸을 때
생활 습관의 변화로 수명을 50% 늘렸다.
어떠한 방법이 장수에 더 효과적일까?

생명 공학의 기술로 수명이 13% 늘었을 때
영양 공급의 조절과 운동의 효과로 수명이 50% 늘었다.
어떠한 방법이 수명을 더 늘이고 있는가?

동물의 수명을 가리키는 지표인 텔로미어를 생명 공학 기술로 늘릴 수도 있겠지만 이미 인류는 영양 먹거리와 동작으로 텔로미어를 늘려오고 있었다.
당연히 스트레스를 억제하는 호흡과 마음 훈련도 있었다.

인간의 수명이 단지 텔로미어의 길이로만 결정된다는 가정하에 생명 공학의 기술보다도 영양, 운동, 마음가짐이 인간의 수명을 늘리는 네 더 많은 효과가 있으므로 영양, 운동, 마음가짐이 생명 공학의 기술보다도 더 인간의 수명을 결정하는 텔로미어의 길이를 늘리고 있음을 알 수가 있다.

성경에 인간 수명은 몇 백세도 넘기고 있었다.
중국 청나라의 이경원은 256세까지 살았던 역사적 사실이 있다.

이경원은 200세부터도 대학에 가서 학술 강의도 하였으며, 1933년 256세로 세상을 뜨기까지 24명의 부인을 먼저 보내고 180명의 후손을 남겼다.
당시 미국의 '뉴욕 타임스' 와 '타임' 지에 이경원의 장수 사실이 보도되었다.
이경원은 한의사로 한의학 분야에 뛰어난 성과를 보였으며 양생술을 가르쳤다.
이경원(청운)은 장수 비결로
"항상 평정한 마음을 유지하고 거북이처럼 앉으며 참새와 같이 행동하고 개처럼 잠을 자라."고 하였다.
음식은 주로 밥과 소량의 포도주를 마셨다.

이경원은 자신의 장수 비결로 3가지가 있다고 하였다.

장기간의 채식, 마음의 평정과 명랑, 연잎 결명자 나한과 구기자를 달여 마셨다.

3통을 유지하여야 한다고 하였다.
혈통 血通, 요통 尿通, 변통 便通으로서 혈액과 소변, 대변이 잘 통해야 한다는 것이다.
이경원은 양생술에 조예가 깊어 200살 고령에도 행동거지가 장년과 같아 사람들이 그를 신선으로 칭송하였다고 한다.

산야초목 자연영양 섭취의 결과가
가르쳐 주는 지혜

제1편의 산야초목 자연영양식품의 영양을 섭취한 결과 평소 건강 생활의 기본 상태인 기력과 식욕이 생겼다는 사실들과 함께 의료적으로 어려운 여러 난치 질환들이 좋아진 사실들이 수록되어 있다.

이 난치 질환들은 대부분의 세상 사람들이 겪게 되는 흔한 인체의 기능 저하나 질환들로서, 이들 기능 저하나 질환들의 문제가 해결되면 인간은 자연히 병이 없게 되고 수명이 늘어날 수밖에 없는 것이다.

미국에서 100세 이상 노인들을 사망한 후 해부하여 보니 모든 노인들의 사망 원인이 모두 질병 때문이었다는 사실로 밝혀졌음을 볼 때, 노년에도 충분한 영양 섭취와 해독의 생활을 하여 기능 저하를 방지하고 질병을 예방한다면 누구나 장수할 수 있다는 것을 알 수가 있다.
단지 늙었다는 것만으로 죽는다는 것은 이론적으로 맞지 않다는 것이 증명된 것이다.

2019년 10월 중국에서는 67세의 할머니가 제왕절개로 딸을 출산하였다.

68세 남편은 하늘이 주신 선물이라고 이름을 천사 天賜라고 지었다. 한국에서도 고구려 말 연개소문의 어머니가 연개소문을 50세에 출산하여 어려서 연개소문을 갓 쉰둥이로 불렀다고 전해진다.
예전의 식생활로는 오십 세에도 출산은 드문 일이었다.

2016년에도 중국 지린성 吉林省에서 64세의 할머니가 아이를 낳은 기록이 있다.

세계 최고령 산모는 2019년 9월 출산을 한 인도의 74세 여성으로 78세 남편과의 사이에 인공 수정을 통해 쌍둥이 딸을 낳았다.

옛날로 치면 환갑 나이를 훌쩍 넘긴 나이에 생체적으로 생식이 가능할 정도로 의식주 생활이 좋아졌으며 영양 섭취가 발달했다는 사실을 증명하고 있는 것이다.
예전에는 61세 환갑 나이만 되어도 장수를 축하하는 회갑연을 열었다.

인류는 그 동안 장수를 하기 위해 갖가지 방법들을 찾아왔다.
장수 보약이 불로초가 따로 있는 것이 아니었다.
잘 먹고 잘 살았던 고관대작, 부귀영화를 누렸던 왕후장상이 오래 건강하게 잘 살았던 것이 아니었다.
인삼, 산삼, 녹용, 웅담, 우황, 사향을 비싸게 사서 건강을 추구했던 사람들이 장수한다는 가능성이 있다는 것이 아님이 밝혀졌다.

불로장생을 꿈꾸어 왔고 일생을 피나는 수련을 기울여 왔던 도가들의 연단술과 도인법에도 있는 것이 아니었다.
고령에도 생식 기능이 잘 유지되고 생식 활동을 할 정도로 신체가 젊고 건강할 수 있다는 것이 밝혀졌다.
장수를 하려면 인체가 생식적으로 젊어져야 가능한 일이라는 것은 누구나 짐작할 수가 있다.

비싼 웅담, 사향, 우황을 먹는 것보다도 일상 생활에서 쉽게 만날 수 있는 평범한 의식주에 불로장생의 비밀이 있음이 이번 고령의 출산을 한 사람들로부터 우리는 그 궁굼증을 해결할 수가 있을 것이다.

웅담, 사향, 우황, 산삼을 먹는다고 장수한다는 것이 아님이 밝혀졌다.

자연을 훼손하고 죄 없는 동물들을 해치는 행위가 장수와는 아무런 상관이 없다는 것이 밝혀졌다.

산야초목 자연영양식품처럼 일상에 쉽게 널려진 자연물의 영양으로부터 우리는 건강을 챙기고 이름도 모를 질병을 물리칠 수 있는 사실을 알아야 할 것이다.

역사가 오랜 중국의 신농본초경에는 모든 약을 상약, 중약, 하약으로 분류할 수 있다고 하였다.

그 중 상약은 주양명 主養命, 무독 無毒, 다복불상인 多服不傷人이라고 하였다.

주로 생명을 늘려주고 독이 없으며 많이 먹어도 사람이 상하지 않는다는 것이다.

이 책에서 설명하는 요점인 자연영양식품의 섭취 결과를 일컫는 것과 거의 흡사하다.

이 신농본초경은 중국 최초로 약물에 대한 서적으로 진나라나 한나라 때 발간된 것으로 추측된다.

일반 백성들인 민간에 전해져 내려온 의료적 약물적 성과를 모은 것이다.

약의 조합에는 군신좌사 君臣佐使, 음양배합 陰陽配合, 칠정합화 七情合和, 오미 五味, 사기 四氣 등의 약물 이론이 있다고 하였다. 그리고 약물의 다른 이름, 성질과 맛, 성장 환경 및 주치와 효능 등을 알려주고 있다.

기록된 365종의 전체 약물 중 상품 120종, 중품 120종, 하품 125종으로 구분하였다.

신농본초경은 의약의 으뜸으로 상약을 설명하고 있다.

산야초목 자연영양식품은 희귀한 영양 섭취 결과 기운이 나고 혈액이 맑아졌으며 간 기능, 신장 기능이 좋아진 사실 등 수명이 늘어나는 것은 물론 수많은 난치성 질환들을 회복시킨 결과들이 있으니 신농본초경 상약을 뛰어넘는 업적이 있다고 볼 수 있을 것이다.

그 동안 산야초목 자연영양식품의 섭취 결과에 대한 사실은 대학병원의 혈액 검사 영상 검사 등을 통해 과학적 측면에서 상당 부분 증명이 되어왔다.

다만 어떤 성분이 그러한 결과를 가져왔는지는 많은 분석과 시간이 필요할 것이다.

그런데 아직도 미지의 성분이나 활성 역할을 하는 이유를 오늘날의 과학의 수준으로 다 밝혀낼 수 없는 현실에서 어떻게 무슨 근거로 설명을 하고 규명을 하여야 할 것인지 궁금한 일이다.

쌀은 우리의 주식이다.
생쌀로도, 밥으로도, 누룽지로도, 막걸리로도, 소주로도, 청주로도, 식초로도 우리는 쌀 한 가지로 이렇게 다양한 식품을 만들어 이용을 하고 있다.

이러한 원리를 한의학에서는 재료의 독을 제거하는 방법으로 법제 法製를 하고 효과를 높이기 위하여 수치 修治를 한다고 한다.
발효도 그 중 일부이다.
법제, 수치를 요즘의 표현으로 하면 가공의 기술이다.

뱀독이 뱀을 지켜주는 독으로써 다른 생명체에게 위해를 주고 있지만, 소량을 잘 사용하면 인간에게 치료약이 된다.
많은 독을 버리고 미량의 독으로 효과를 보고자 하는 것이다.
토란을 물에 담구어 독성을 부드럽게 하고, 고사리를 삶아 물에 담구어 독성을 빼내어 음식으로 이용하는 것과 같은 원리일 것이다.

음식이나 식품의 발전도 한의학처럼 자연스럽게 법제, 수치, 발효의 과정을 거쳐오게 되었다.

산야초목 자연영양식품의 섭취 결과를 접한 의료인들이나 한방 관련인, 자연 요법가들이 자연영양식품의 가능성에 대하여 많은 관심들을 가지고 있다.

이 산야초목 자연영양식품은 문자 그대로 화학적인 인공을 가하거나 화학적 촉매를 이용하여 원하는 식품의 물질을 만들어 내는 방법이 아니다.
자연에 있는 그대로 순수하게 추출한 것이다.
굳이 과학적으로 풀이하자면 서로 다른 자연 영양 성분들이 모여 새로운 천연물 화학작용이 일어난 것이라고 풀이해야 할 것이다.
자연으로 돌아가자.
자연 안에 다 있다.
 커피에는 1,000가지 성분이 들어 있고 겨우살이에는 1,700 가지 성분이 들어 있다고 한다.

길가에 누워 있는 보잘것없는 풀떼기에도 1,000가지 이상의 성분이 들어 있음을 알아야 한다.

그 풀떼기가 함유하고 있는 어떤 특정성분이 인명에게 무병장수의 길을 제시해 줄지도 모른다.
건강 관련인들은 항상 골고루 먹으라고 조언들을 한다. 어느 풀떼기가 어떤 성분으로 사람이 필요한 복음을 알려줄지도 모른다.

비타민 vitamin 이란 생동력을 가진 아민 amin 물질이라는 뜻이다.
신체의 정상적인 기능과 성장 및 유지를 위해 식이를 통해 미량을 섭취해야 하는 필수적인 유기 물질이다.

현대 식품 영양학에서
비타민 A는 치아, 골격과 연조직, 점막, 피부, 눈의 망막세포를 만든다.

비타민 B는 B_1 티아민, B_2 리보플래빈, B_3 나이아신, 니코틴아마이드, B_5 판토텐산, B_6 피리독신, 피리독살, 피리독사민, B_7 바이오틴, B_9 폴산, 엽산, B_{12} 코발라민의 종류가 있으며,
효과는 면역 체계 강화, 신경계기능 강화, 췌장암 위험 감소, 피부색 유지, 신진 대사 작용들이 있다.

비타민 C는
콜라겐 합성, 항산화 작용, 철분 흡수, 카르티닌 합성, 면역 기능 관여를 하고, 부족하면 괴혈병, 결체 조직 이상, 뼈 통증, 골절, 설사가 발생하며, 과잉하면 메스꺼움, 복통, 설사 등이 생긴다.

비타민 D는
D_2와 D_3로 분류된다. 비타민 D의 효능은 비만 예방, 칼슘 흡수 도움

을 주며 스테로이드 steroid 구조인 지용성 脂溶性이다.

비타민 E는
근 기능 유지, 항산화 기능을 하며 유지 제품의 산화 방지를 한다.

비타민 K는
기름에 용해되는 지용성 비타민으로 혈액 응고에 필요한 비타민이다. 케일, 양배추, 시금치, 상추, 밀기울, 콩 등 식물성과 돼지긴, 달걀, 생선기름 등 육류와 해조류 등 많은 식품에 함유되어 있다. 비타민 K_3(메다니온)는 방부력이 있어 식품 방부제로도 이용이 된다.
이렇게 비타민은 인체에 폭넓게 요구되는 필수 물질이다.
칼슘 calcium 은 뼈와 치아의 구성 요소이며 근육, 신경 기능 조절, 혈액 응고에 도움을 주는 무기질이다.

칼륨 potassium 은 에너지 대사, 전분 합성, 질산염 환원, 당 분해 효소 활성, 단백질 합성 등에 필수적인 원소이다.

마그네슘 magnesium 은 천연의 진정제이며 탄수화물 대사 관여 등 300종 이상의 효소 보조 인자 cofactor 로 작용하고 지방, 단백질, 핵산의 합성, 근육의 수축 등 생화학, 생리적 과정에 필요하다. 신경, 근육의 세포막 유지 충격 전도에 필수적인 역할을 한다.

아연 zinc 은 효소의 구성 요소로 핵산과 아미노산 대사에 관여하여 성장과 골격형성, 생식 및 면역 기능을 원활하게 한다.

이와 같이 상기의 여러 영양 성분들 외에도 다른 영양 성분들은 우리 인체에 필수적으로 필요하다.

의학, 과학이 발전하면서 천연물에 함유되어 있던 영양 성분들을 분리, 추출하여 필요에 따라 이용을 하여 왔다.

그렇게 분리하여 추출하는 활용방법들이 장점들이 있는 반면에 과학적 분리 추출 방법이나 과다 복용에 따라 수반되는 역효과도 있게 되었다.

분리 추출하여 인체에 흡수시키는 편리한 방법들이 경우에 따라 필요도 하지만 분리 추출한 영양소들의 부작용들을 해소하거나 방지하는 방법들이 필요하게 되었다.

가장 효과적인 방법은 순수한 천연 그대로 체내에 흡수시키는 자연 영양요법인 것이다.

영양 성분도 어떤 특정한 한 가지의 효과만 지나치게 부풀려져 단일 성분의 영양소만을 복용하는 경우들이 있으나 더 많은 영양소들을 흡수할 수 있다면 이러한 방법은 인체에 더 유리한 요법이 된다고 볼 수 있다.

이러한 다일 성분의 영양 성분의 효과를 더 높이기 위하여 관련 업소들이 복합이나 종합 영양 성분의 제품으로 시장에 출품을 하고 있는 것이다.

생각하지도 못했던 영양 결핍으로 야기되는 인체 불균형을 예방하고 질병의 발생을 방지하기 위하여 부족한 영양 성분들을 인체에 공급하여 체질을 개선하여 인체를 정상으로 되돌릴 수 있을 것이다.

식품 영양학적인 장점을 좀더 넓게 우리 사회에 적용한다는 의식이 필요한 것이다.

천연물과 화학적 물질의 차이의 예를 비타민 C에서 찾을 수가 있다.

비타민 C가 인체에 좋다는 것은 누구나 다 아는 사실이다.

그러나 완전 순수 천연비타민 C와 무엇인가 섞어진 추출 천연 비타민 C 그리고 화학적 합성 비타민 C는 전혀 다름을 알고 있어야 한다.

조금 못 믿을 비타민 C는 추출 천연 비타민 C, 많이 못 믿을 비타민 C는 합성 비타민 C라고 생각들을 한다.

완전하다는 순수 천연 비타민 C에도 즉 식물에 그대로 함유된 비타민 C에도 식물에 따라 인체가 느끼는 효과는 다르다.

맛이 다르고 느낌이 다르다.

분자 구조는 같을지라도 맛이 다르고 향이 다르다는 것은 효과도 다른 것으로 판단할 수 있을 것이다.

비타민 C 하면 제일 먼저 레몬이나 오렌지, 귤이 떠오른다.

왠만한 감기에는 레몬을 몇 개만 먹어도 감기가 물러가는 경험들이 있을 것이다. 그러한 경험으로도 이들 과일이 비타민 C가 제일 많이 함유되어 있을 것 같다는 생각이 든다.

비타민 C가 함유된 식물을 보면(mg/100g),
붉은 피망 191, 파프리카 162, 고춧잎 생 것 81, 딸기 71, 레몬 70, 시금치 66, 연근 57, 브로콜리 54, 녹색 피망 53, 감귤 48 으로 나타난다. 우리가 비타민 C의 보고로 알고 있던 레몬은 붉은 피망의 거의 3분의 1 수준에 불과한 것으로 나타난다.

그런데 감기에 레몬은 먹어도 피망을 먹지는 않는다.

똑같이 식물 자체에 비타민 C가 함유되어 있는 완전 순수 천연 비타민 C도 인체는 이렇게 다르게 받아들인다.

하물며 무엇인가 첨가된 천연 비타민 C나 합성 비타민 C는 더욱 말을 할 것도 없을 것이다.

비타민 C뿐만 아니라 같은 천연물이라도 천연물 종류에 따라 인체에 흡수되면 결과가 달라질 수 있을 것이다.

그냥 대충 맛이나 식감으로 먹는 것은 상관이 없으나 건강에 관련하여 먹을 때에는 이러한 사정을 감안하여 참고하여 건강에 도움이 되는 길을 찾아야 할 것이다.

산야초목 자연영양식품은 화학적으로 빚어지는 위해성에서 보다 안전한 천연물 그대로 순수하게 영양 성분을 인체에 흡수시킨다는 장점과 어느 특정한 일부 영양소만으로 이루어진 단수의 영양 성분 물질들에 비하여 원래 자연이 품고 있는 더 많은 영양 성분들을 인체에 그대로 이동시켜 천연 그대로 흡수시킨다는 좋은 점이 있다고 본다.

암을 비롯하여 몸에 통증이 오면 진통제를 복용하게 된다.
그런데 똑같은 아세트 아미노펜 성분으로 만들어진 진통제가 사람에 따라 듣고 안 듣고 한다.
왜 그러할까?
같은 아세트 아미노펜 성분일지라도 촉매제 종류 혹은 촉매를 이용한 제조 방법에 따라 제약 회사에 따라 차이가 있을 것이다.
마약성 진통제도 성분에 따라 인체에 다르게 나타난다.
부작용도 다르게 나타난다.
구성된 화학적 분자 구조는 같을 지라도 현실에서는 효과가 다르게 나타난다는 것을 인지하고 잘 대처해야 한다.

독일 속담에 이런 말이 있다.
"낫게 한 사람의 말이 맞다."

아주 간결한 판단이다.
과학적이고 철학적이어 이론과 원리를 따지기 좋아하는 나라 독일, 제약업이 한참 발달한 나라 독일의 속담이다.

이론적·과학적으로 아무리 시끄럽게 따진들 화학적으로 식품 영양학적으로 아무리 이론과 원리를 들이대어도 병이 낫지 않았는데, 설명과 설득이 부족한 약이나 식품 영양소가 병을 낫게 하였다면 낫세 한 그것이 옳고도 옳은 것 아니겠는가.

경험이 이론과 과학을 이기고 있는 것이다.
과학이 이론이 모두 완전하지도 아니하고 완전할 수도 없는 것 아닌가.

일연 스님의 삼국유사에 원효 대사와 사복의 일화가 소개되어 있다.
어느 날 원효의 친구 사복이 원효에게 찾아와 전생에 자기 책 수레를 끌던 소가 죽었으니 장례를 같이 치르자는 것이었다.
사복의 어머니 장례를 치루면서 무덤 앞에서 원효가 12인연을 복잡하게 장황하게 설하기 시작하였다.
사복이 원효에게 "말이 많다."라고 하면서 자기가 직접 어머니 장례 설법을 하였다.
"태어나는 것도 괴롭고 죽는 것도 괴롭다. 태어나지 말라." 라고 간결하게 저 세상으로 가는 어머니를 천도하였다.

원래는 간단한 것을 이리 따지고 저리 따져 복잡하게 만들지 마라.
독일 속담과 사복의 설법이 더 맞다.
몸에 좋은 것이 확인되었으면 그로 족한 것 아닌가.

역사상 가장 유명한 의사, 서양 의학의 선구자 그리스 히포크라테스 Hippocrates 는
BC 460년에 출생하여 63세 가량 생존했던 것으로 알려졌는데, 그도 "음식으로 고치지 못하는 병은 의사도 고치지 못한다."라고 하였다고 한다.

건강이란 신체가 조화를 이룬 상태이고, 질병이란 그런 조화가 깨진 상태라는 기본 입장으로 하는 히포크라테스 학파들은 환자들에게 적극적인 치료법보다는 부드러운 치료법을 통해서 몸의 자연스러운 회복 능력을 북돋는 것이 중요하다고 보았다.
음식을 통한 식이 요법이나 운동, 목욕 같은 섭생법이 우선이며 약물이나 수술 같은 것은 차선책으로 보았다.

히포크라테스 시대는 오늘날의 현존 의과학처럼 성분을 따지고 계산할 수 있었던 과학적 시기가 아니었다.
그렇지만 오늘날 의과학이 과학적으로 검증하였다는 것과 똑같이 음식이나 식품의 섭취 결과 나타난 임상 경험들에 대한 지식이 있었다.

산야초목 자연영양식품을 섭취한 결과 자기 눈에는 죽은 사람이나 다름없다고 생각되었던 암 환자들이 좋아진 것을 눈으로 본 목사가 돌아오는 차 안에서 큰 소리로 외쳐댔다.

"나사로야 일어나라."
"다비다여 일어나라."

자기의 눈으로 현실적으로 기적을 보았다는 것일까.
앞의 말은 예수가, 뒤의 말은 베드로가 죽어 있다고 믿겨졌던 신자

를 불러 일으켜 세운 기적의 말씀이다.
산야초목 자연영양식품의 영양을 섭취한 결과,
항암 치료로 백혈구 수치가 떨어져 치료를 중단하거나 무균실에서 죽음을 기다리던 암 환자들이 단기간에 백혈구, 적혈구, 혈소판 수치 등 면역력이 회복되어 암 치료를 계속할 수 있게 되었다.

아울러 현존 의학으로는 해결 방법이 거의 없는 항암 치료 부작용인 구토, 속쓰림, 손발 저림, 부종, 통증, 기력 저하, 식욕 상실 등이 빠른 시간 안에 좋아진 사실들이 대부분이다.
암을 비롯한 질병 회복의 기본 좌표인 기력과 식욕이 좋아진 결과들이 많이 있다.

산야초목 자연영양식품의 영양을 섭취한 결과,
남성은 "이거 정력제 아니오?"라고 하면서 며칠 사이에 남성의 힘이 좋아져 여자 생각이 난다는 것이었다.
위장이 안 좋아 산야초목 자연영양식품을 며칠 먹었던 어느 목사님의 사모님은 힘이 올라 야밤에 목사님께 등반을 하였다.
독으로 독성 성분으로 질병을 물리치는 방법은 한의학의 기본 처방이지만 요즘 암치료에서도 주도적으로 이용되는 방법이다.

질병을 물리치는 독이 질병에 용도를 다 하였으면 몸에서 빠져 나가주면 좋겠지만 몸에 쌓여 또 다른 질병을 유발하여 끝내 바라지 않은 결과들이 초래된다.
부작용이라는 이름으로 다가오며 더구나 대부분의 항암제는 다시 암을 일으키는 발암제라고 분명히 책자들에 안내되어 있다.
적은 독은 인체가 처리해 준다.
그러나 해독하는 간의 기능을 넘어선 독은 어찌할 수가 없다.

항암제도 독이고 CT 방사선도 독이며, 조영제도 독이고 방사능 치료의 방사선도 독이다.

독이 한 가지만 쌓여도 한번만 쌓여도 위험한데, 독약물에다 겹으로 또 겹으로 그리고 지나친 양의 방사선 피폭으로 살아나는 것은 참으로 어려운 일이 될 수밖에 없다.

독이 쌓이면 보통 사람들도 위험한데 면역력이 약화된 암 환자들이니 이론적으로는 암 환자들이 더 이들 독성 성분들로부터 멀리 있어야 될 것이다.

대학병원 종양내과 교수의 설명에 의하면 항암제는 갈수록 효과가 없으며, 효과가 없으니 또 다른 항암제 처방을 하게 된다고 하였다. 독이 쌓이고 쌓일 수밖에 없는 현실을 설명한 것이다.

암으로 사망하는 사람들 중 상당수는 간과 신부전이 직접적 원인으로 사망 한다.
쌓인 독을 다 처리하지 못하고 오히려 해독을 하는 간과 신장이 독으로 망가져 사망에 이르는 것이다.

영남의 어느 대도시에서 난소암 환자가 민간요법으로 살구씨에서 추출되는 아미구다린을 미국에서 수입하여 계속 복용하였다.
독성이 쌓이면 위험할 수 있다는 주의를 하였음에도 처음 복용할 당시에 암 덩어리가 잠시 줄어들었었다는 사실을 생각하며, 암세포를 완전히 사멸시킬 수 있다는 기대를 하고 끝내 중지를 하지 않고 있다가 회복이 불가능한 결과를 맞게 되었다.
항암제도 화학적 독성으로 인하여 암세포가 줄어들지만 그 독성이 암세포의 마지막 벽은 허물고 들어가지 못하기 때문에 크기가 위축은 되었을지라도 완전 사멸을 시키지 못해 끝내는 저항력이 생기고 점점 항암제 양만 증가하거나 또 다른 항암제로 옮겨 가는 순서를 밟게 된다.
항암제가 바뀌어갈수록 암 치료의 길은 더욱 요원해지는 것이다.
항암제가 바뀌어갈 수록 인체의 면역력도 점점 떨어져 가는 것이다.

독성이라는 의미에서는 똑같은 아미구다린의 독성도 항암제와 같은 원리로 다시 생각해 볼 여지가 있을 것이다.

암 환자에게 있어 독성 성분의 배출은 생사를 가르는 중요한 일임을 생각해야 한다.
내 몸의 해독과 정화는 평상시의 건강 유지에도 중요하지만 암 환자에게는 필수적인 일이다.

암 환자나 노인이나 마지막에는 근육이 감소하여 죽음에 이르는 경우가 많다.
근육을 살리기 위하여, 근육을 키우기 위하여 운동을 하라거나 단백질이 풍부한 음식을 섭취할 것을 권장하고 있다.
그런데 운동을 하자니 기력이 딸리고 단백질을 섭취하려고 하니 소화 불량이 뒤따른다.
또 미국에서는 암에 밝다고 알려진 의학 박사가 근육 형성에 좋다는 달걀이나 닭고기는 나쁜 항생제들이 많아 먹으면 해가 된다고 주의를 상기시키고 있다.
그래도 근육은 살리거나 최소한 유지해야 한다.
좋은 방법들을 이제까지 경험을 돌아보고 스스로 찾아보아야 한다.

무병 장수의 길

요즘은 100세인 상수 上壽를 넘어 110세 황수 皇壽를 사는 사람들도 나타나기 시작하고 있다.

불로 장생을 꿈꾸고 각고의 노력으로 도교의 외단술과 내단술을 행하였던 술사들의 수명을 뛰어넘는 수명이 보통 사람들에게서 일어나고 있다.

중국의 전설적 신의인 화타나 손사막의 수명을 뛰어넘는 건강과 수명을 오늘날의 보통 사람들이 누릴 수 있게 되었다.

그만큼 질병으로부터 위험이 줄어들고 영영섭취를 하는 생활환경이 좋아졌다는 것을 의미한다.

인생은 말짱한 의식을 갖고 건강하게 인생을 즐기며 살아야 사는 맛이 있는 것이다.

숨만 깔딱깔딱 쉬며 병원에 누워 국가 재정을 축내고 가족들의 힘든 보살핌을 받는다면 살지 않느니만 못하다.

서양 의학의 백신이나 20,000가지가 넘는 항생제의 출현은 인간의 평균 수명이 늘어나는 데 결정적인 역할을 하였다.
인류를 대량 살상시켜 평균 수명을 짧게 하였던 전염병이나 다른 세균성 질환들에 대한 대처 환경이 월등히 좋아진 것이다.
현존의 의학적 관점에서 세균성 질환은 대부분 위험성에서 멀리 떠나 있으므로 이제부터의 미래적 장수는 세균성 원인을 벗어난 다른 요인들을 제거하거나 준비함으로써 수명을 늘리는데 주안점을 삼아야 할 것이다.

장수에 대한 해결점을 찾고자 한다면 아주 쉬운 일이다.
지금까지 오래 살았던 사람들의 행태에 모두 들어 있다.
빨리 사망하였던 사람들의 일상을 보면 어떻게 하면 빨리 죽을 수 있는지 알 수가 있다.

102세까지 살았던 중국 위나라 화타는 오금희 五禽戱를 하며 오래 살았다.
오금희는 의성으로 받들어지는 화타가 자기의 건강 유지법으로 소개한 요법이다.
한 마디로 운동 요법으로 병 없이 건강하게 오래 사는 방법이다.
원숭이, 호랑이, 곰, 사슴, 새의 동작과 같이 움직이는 것이다.
원리는 간단하다.
동물들처럼 구부리고, 매달리고, 뻗고, 달리고, 뛰고 하는 것이다.
요가도 들어 있고, 육상도 들어 있고, 스트레칭도 들어 있다.
일상에 아무데서나 기지개를 키고 잠시 뛰고 구부리고 하는 것이 장수의 비결이 된다.

102세까지 살았던 당나라 태종 때의 약왕 손사막은 13가지 건강 비결을 남겼다.
민간에서는 약상진인 藥上眞人으로 존경을 받고, 약왕묘에 의신으로 받들어지고 있다. 도가에서는 선인으로, 불가에서는 도인으로 추앙을 받고 있다.
80년 간의 임상을 집대성한 천금요방 30권과 천금익방 30권을 저술

했는데, 동양 한의학의 최고봉으로 칭송받고 있다.
어려서 병골로 의사가 되었지만 의료 역사상 처음으로 약왕으로 봉해지고 호랑이를 타고 다녔다는 전설의 위인이다.

민간의 의료 경험을 중시하였으며 약재의 효능이 뛰어날지라도 살아 있는 것은 날파리도 약으로 쓰지 않는 자비의 의술을 행하였다.

귀신이 곽란을 일으킨다는 것이나 도교의 단약 丹藥을 먹고 오래 살려는 것에 대하여 비판적인 견해를 가지고 있었으며, 양생법 養生法에 대한 자신의 견해를 정리하였다.

손사막의 신조가 잘 나타나 있는 구절이 있다.
"인명지중 유귀천금 人命至重 有貴千金"
 사람의 목숨은 극히 중하여 귀하기가 천금과 같다.
 천금은 오늘날의 가치로 백억 원 정도 쯤 될까.

그래서 그는 저술한 책 이름도 천금익방, 천금요방으로 하였다.

섭양 침중방에
"단전호흡, 기식이 이치를 얻으면 백병이 안 생긴다.
 만약에 소식이 합당함을 잃으면 온갖 병이 일어난다.
 섭양을 잘 하려는 사람들은 기운을 조절하는 방법을 필수적으로 알아야만 할 것이다."라고 하였다.

손사막의 양생 13법은 다음과 같다.
1. 머리를 자주 빗질하라.
2. 눈알 운동을 자주 하라.
3. 위 아래 이빨을 딱딱 자주 부딪쳐라.

4. 맑은 침으로 자주 양치질 하라.
5. 귀를 북 치듯이 자주 두들겨라.
6. 얼굴을 세수하듯이 자주 문질러라.
7. 머리를 자주 흔들고 돌려라.
8. 허리를 항상 쭉 펴고 가볍게 두들겨라.
9. 복부를 항상 가볍게 비벼라.
10. 곡도인 항문을 자주 오므려라.
11. 무릎을 항상 누르듯이 주물러라.
12. 자주 걸어라.
13. 다리는 항상 밀어 차 올리듯이 하라.

단전 호흡을 잘 하고 13법을 행하며 소식이 합당하면 오래 살 수밖에 없을 것이다.

청나라 때 256세를 장수했던 이경원이 구술한 장생불로비결 長生不老訣은 다음과 같다.

"사람의 수명에는 장단이 있다. 수명은 원기가 주재한다. 원기 元氣는 원기 原氣라고도 하는데, 선천적으로 받고 후천적으로 길러서 생긴다.

원기는 신 腎에서 발원하여 단전에 보존되고 삼초 三焦를 빌려 전신에 이른다. (삼초는 이름은 있으나 형태가 없고, 형태가 없으나 쓰임새가 있다는 오장육부의 육부의 하나이며, 오장육부의 작용을 일컫는다.)
그리하여 오장육부 등 일체 장기 조직이 활동하게 되는 것이며 동력의 원천이다.
원기를 아끼는 것은 촛불에 비유하여

촛불을 등롱 안에 놓아둔다면 불타는 시간이 길어질 것이지만 비바람이 몰아치는 데 놓아둔다면 수명이 짧아지거나 바로 꺼지고 말 것이다. 양생술도 마찬가지다."

이경원은 노자의 말을 좋아했다.
"그대의 형形을 힘들게 하지 말고 그대의 정 精을 움직이지 말며 그대의 생각을 복잡하게 하지 마라. 적게 생각함으로써 신 神을 기르고 적게 욕심냄으로써 정 精을 기르며 적게 말을 함으로써 기 氣를 길러라."
양생술을 모르는 사람들은 노자의 이 말의 묘한 이치를 알아보지 못한다.

청나라 육롱기의 말도 좋아했다.
"땔깜이 충분하고 쌀이 충분하면 걱정할 일이 없다.
 일찍이 관청의 녹봉을 먹지 않으니 놀랄 일도 욕 볼 일도 없다.
 다른 사람에게 빚을 지지 않았으니 이자가 생길 일도 없고 전당포 문 앞을 드나들 일도 없다.
 그저 맑은 차와 담백한 밥을 먹으니 장생할 수 있다."
이것이 양생의 묘결이고 장수의 좋은 잠언이다.
이 이치를 얻으면 장수 할 수 있으니 영약을 찾아다닐 필요가 없고 금단을 만들 필요가 없다.

이경원은 또 고인들의 양생 이론에 따라 특별히 양생을 잘 하는 자는 자 慈, 검 儉, 화 和, 정 靜의 네 가지를 근본으로 해야 한다고 말하였다.

"먹을 때 배 부르게 먹지 않는다. 배가 부르면 위가 상하게 된다.
 잠 잘 때 지나치게 자지 않는다. 지나치게 자면 정기가 손상된다.

나는 2백 년을 살면서 지나치게 먹은 적이 없고 지나치게 잠을 잔 적이 없다."

"배고픔, 추위, 고통과 간지러움은 부모가 대신할 수 없다.
쇠약해지고 늙고 병들고 죽는 것은 처자가 대신할 수 없다.
그저 스스로 아끼고 스스로 보전하는 길이 양생의 법칙이고 관건이다."

"자잘한 일에 사람들이 조급해하기 쉬운데, 그렇게 하면 몸이 상한다."
"춥고 더운데 조심하지 않거나 발걸음을 빨리 하거나 술과 음탕한 일에 빠지는 것은 모두 몸을 상하게 한다.
손상이 커지면 죽게 된다.
그러므로 선인들의 양생술에 따라 걸을 때도 빠르게 걷지 말고, 눈으로는 오래 보지 말고, 귀로는 끝까지 듣지 말고, 앉을 때는 피곤할 때까지 앉지 말고, 누워 있을 때는 끝까지 눕지 마라.
추워지기 전에 먼저 옷을 입고, 더워지기 전에 먼저 옷을 벗고, 목 마르기 전에 먼저 물을 마시고, 배고프기 전에 먼저 먹어라.
식사는 여러 번 나누어 하되 적게 먹고 한꺼번에 많이 먹지 마라.
희로애락이 몸에 미치지 않게 하고 부귀영화에 마음이 움직이지 않는다면 그것이 바로 장수의 이치이다."

이경원의 말은 욕심내지 말고 스트레스 받지 말며 적당히 먹고 몸을 힘들게 하지 않으면 장수할 수 있다고 설명하고 있다.

인간의 건강과 생명에 관한 역사 중 세계적으로 불로장생을 꿈꾸고 시도했던 집단들에서 시대적으로 장기적이고 조직적이며 이론적으로 어느 정도 체계를 갖추었던 집단이 있었다면 단연 중국의 도가가 으뜸이다.

불로장생의 꿈을 꾸었던 도가의 역사에서 수백 년 살았다가 우화등선한 사례가 여러 건이 있었다고 하고 있지만 실제적 고증이 어렵다.

설혹 우화등선이 사실이라 해도 수천 년 동안 단 몇 사람에 한해 국한된 사실이라면 인류 모두가 혜택을 보아야 한다는 명제에서 한참 벗어나는 일이다.

도가에서 수련으로 유명한 선인들 대부분이 그렇게도 이루고자 했던 소망과는 다르게 불로장생의 결과를 얻지 못하고 당초에 생각하지 않았던 결과로 이어진 사실들이 대부분이다.

유명한 신선들의 수를 누렸다는 향년 나이는 다음과 같다.
장자 83세, 장도능 도교 창시자 AD 34~156 122세,
갈현 위촉오 삼국시대 갈홍의 증조부 80세, 갈홍 연단가 의학가 80세,
장백단 도교 내단파 98세, 마단양 금나라 때 60세, 손불이 금나라 여도사 63세,
구처기 금나라 용문파 창시자 79세, 이서월 청나라 50세

불로장생을 꿈꾸었던 도가의 수련인들이 평범한 인간의 희로애락을 버리고 깊은 산속에 들어가 평생을 수련하였던 그들이 기대하였던 것보다 오래 살지 못하였다.
장수하지 못한 원인은 그들이 자주 행하는 단식과 소식으로 영양실조에 문제가 많았을 확률이 매우 높고, 더 중요한 것은 그들이 장수의 묘약으로 만들어 먹는 연단에 커다란 잘못이 있었을 것으로 추정된다.

진나라의 시황제도 금단의 재료인 수은에 희생된 사람이다.
불로초를 구하지 못했던 진시황은 영생불멸의 보약으로 수은을 가까이 하였다.
수은은 소량 섭취시 일시적으로 피부가 탱탱해져 진시황이 불로장생의 묘약으로 여겼음 직하다.
당시에 수은은 아주 귀하여 금이나 은과 같은 귀금속처럼 값이 높았다.
진시황은 전국의 수은을 모아 연못을 만들고 수은을 먹으며 얼굴에도 발라 수은 중독으로 코가 썩게 되었었다고 한다.
진시황제는 그렇게 50세에 천하를 놓고 저 세상으로 갔다.

그 외에도 역대 중국 황실들의 황제를 비롯한 금지옥엽들과 왕후장상들이 금단 복용으로 다수 희생되었을 것이다.

수명을 늘리는 연단술은 중국의 민간에 뿌리 깊게 퍼져 명나라 때 오승은이 저술한 손오공으로 유명한 서유기에도 다수 언급될 정도로 시대적으로 중국의 모든 백성들에게 진리처럼 인식되고 행해졌음을 알 수가 있다.

역발산 기개세의 천하 장사들도 불로장생을 못 하였다.
신출귀몰의 기문둔갑을 한다는 중국의 대표적인 두뇌, 촉나라의 제갈량도 53세에 요절하였다.

연단술의 기법은 한의학에도 접목되어 있다.

중국의 한의학과 궤적을 같이하는 조선의 한의학에도 영향을 끼쳐 조선의 왕들도 건강의 수단으로 사용하였던 수은이나 비소 등 도가에서 많이 사용하였던 독극물이 들어간 한약을 섭취함으로써 대부분 장수하지 못한 결과들이 있었을 것으로 추정이 된다.
민간에서도 이러한 약방문이 전해져 수은이 들어간 경명 주사 같은 응급 처방약들이 사용되어 모르는 사이에 그 피해가 엄청 많았을 것으로 추정이 된다.

황제내경의 저술자인 황제는
"호흡 또는 도인 導引과 초근목피의 약은 어느 정도까지는 수명을 연장시킬 수는 있지만 죽음을 면할 수는 없다. 신단 神丹을 복용하여야 인간의 수명이 무한해진다.

천지와 함께 영원히 살 수 있을 뿐만 아니라 구름을 타고 용을 타며 푸른 하늘을 오르내릴 수 있다."라고 현자 玄子에게 단약 丹藥의 처방법을 전하였다.
이른바 외단술 外丹術의 비법을 전수한 것이다.

외단을 만드는 원료로는 황금, 수은, 납, 구리가 기본 원료이며 웅황, 자황, 비황, 유황, 단사, 여석, 식딤, 붕사, 요시, 반석, 융염, 초석 등 4황 8석이 들어가며 약초로는 영지, 복령, 계혈 등이 들어가고 동물에서는 껍질, 터럭, 뼈, 피 등이 원료이다.

갈홍이 지은 포박자에서는 이 신단을 합성하기 위한 방법으로 9단계의 방법으로 분류하였다.
제1단의 방법을 보면 단화 丹華라고 이름하여 유화비소의 용액인 웅황수, 반석수, 단 돌소금, 쓴 소금, 비소를 포함한 돌, 굴 껍질, 풍화한 돌가루, 매끈한 돌, 호분(胡粉: 조개껍질)의 수십 근을 원료로 하여 6가지의 재료를 물에 섞어 36일 동안 불에 쬐어 만든다.
이것을 마시면 7일에 선인이 된다.
또 이것을 까만 고약으로 환 丸을 만들어 고온의 불 위에 두면 황금이 된다.

외단술은 각종 비법의 약물을 불에 태우고 굽고 달여 단약을 만들어 복용한다.

이렇게 천지의 정화를 섭취하여 음질화 陰質化되어 있는 체질을 양기화 陽氣化시키는 것이다.
외단을 만들려면 연단로, 증유기, 미제로 未濟爐 등의 도구가 있어야 한다.
솥에다 약물을 가지고 연단하는 것이다.
도가에서는 단약을 복용하는 외단술 外丹術과 더불어 내단술 內丹術인 내단양생을 함께 행하여 왔다.

내단의 수련 방법으로는 호흡의 방법으로 인체에 단을 만드는 화로를 설치하여야 한다고 한다.
배꼽 아래의 단전에 기를 축적하여 도태 道胎를 만드는 것으로 시작이 된다.

기를 쌓는 방법은 몸 안에서 기를 쌓는 것과 외부에서 기를 끌어오는 방법이 있다.

우주 공간의 에너지를 압축하여 몸으로 거두어들이거나 인체의 신령 神靈을 밖으로 내보내 몸 밖의 기가 있는 물체와 기를 교환하여 다시 몸 안으로 기와 영을 받아들이는 호흡이 외부에서 기를 끌어와 축적시키는 방법이다.

호흡은 가늘고 길게 하며 호와 흡이 같게 한다고 한다.
호흡으로 주천 周天을 돌리고 화후 火候를 쓰고 약을 캐어 약을 얻는다.
주천은 기가 하단전에서 시작하여 몸 아래 사타구니 회음을 지나 꼬리뼈 부근 미려관을 지나 등뼈 부근 협척관을 지나 목뒤의 옥침관을 거쳐 천문을 부수고 눈썹 사이의 상단전을 통과하여 가슴의 중단전을 지나 다시 하단전에 기가 모이는 것으로서 이것은 의념적이든 실제 기가 돌아가는 것이든 같은 주천이다.

화후는 호흡 조절을 의미하며 문식이라고 하는 부드러운 숨과 무식이라고 하는 거친 숨이 있다.
혹은 화는 흡이고 후는 호라는 개념으로 이해하여 상단전, 중단전, 하단전으로 기가 내려올 때 화후를 적절히 이용해야 한다고 한다.
호흡으로 내기 內氣를 움직여 금단을 이룬다.

어떤 과학자들은 호흡을 통한 정좌 수련을 이용하여 인체의 성장기를 늦출 수 있다는 연구를 실행하였다.
하루에 45분 정도의 정좌 수련을 하면 수명을 늘릴 수 있다고 한다.
수련시 체내의 순환이 느려지고 심장 박동도 느려지며, 체온도 낮아지고 혈압도 내려가는 것을 측정하였다고 한다.
인체의 일부 기관에서는 활동이 아예 정지하고 있음을 감지하였다.

장수하는 방법으로 벽곡 辟穀이라는 수련술이 있다.
중국의 대대예기역 본명 本命의 내용에 의하면
육식 肉食을 하는 자는 용맹하고 사나우며
곡식 穀食을 하는 자는 지혜가 있고 정교하며
기식 氣食을 하는 자는 신 神이 밝아지고 장수하며
불식 不食하는 자는 불사신 不死神이라고 하였다.

이와 같은 개념에서 나타난 벽곡(단곡)이 있다.

진의 시황제 이전의 진나라 시대부터 전해져 온 수련술로서 대약과 동시에 행공하는 행기술 行氣術이다.

3일 이상을 단곡하여야 벽곡이라고 하며,
3~7일 사이를 단기벽곡, 8~14일까지를 중기 벽곡, 15일 이상을 장기 벽곡으로 친다.
중국의 고서에는 81일까지 한다는 기록도 있다.

특이한 방법으로 복약 벽곡이라고 하여 단곡 후에 1~2환씩 영양가가 높고 소화가 더딘 배합된 환약을 곡기의 대용으로 복용하기도 한다.
콩, 대추, 밤, 복령, 황정, 천문동, 인삼, 꿀 등으로 배합되어 있다.

벽곡 5일째부터는 체중이 감소한다.
8일이나 10일이 지나면 체중이 오히려 늘어난다.
체중의 부피는 빠진 듯해도 체중이 늘어나 있다는 것이다.

일본의 교수들이 실험을 통해 밝힌 바에 의하면,
벽곡 7일째부터 인체의 세포 수량이 점차적으로 증가하였으며,
벽곡 10일차부터는 평시의 2배로 증가하였으며, 인체의 면역력이 크게 높아졌다고 하였다.

깊은 산 속에서 오금희와 도인술을 행하고 산을 타며 단전 호흡을 하고 적당한 음식을 섭취하였다면 장수는 저절로 이루어졌을 것이다.

그런데 못 먹고 못 입고 독약을 먹어댔으니 어떻게 오래 살 수 있었겠는가?

호흡을 잘못 행하였을 가능성도 다분히 있다.

조선에서의 불로장생의 꿈은 조선 고유의 풍류라는 이름과 함께 신라 시대 최치원을 필두로 민간으로 전해져 오면서 조선시대 김시습, 정염, 정작의 형제에까지 이른다.

물론 단학이라는 또 다른 이름의 단전호흡은 우리 민족의 고유한 문화로서 우리에게 사상적으로 수명적인 면에서 항상 가까이에 있어 왔다.

조선에서 도가 수련으로 잘 알려진 인물들의 수명은 다음과 같다.

매월당 김시습 58세,
김시습에게 선도 수학을 한 서화담 57세(시 詩에 중국도가용어 사용),
선도수학의 저자 북창 정염 43세,
정염의 동생 정작 66세,

활인심방(活人心方: 단전호흡 도인체조)의 서술가 이되게 69세,
양생론 養生論의 순언 純言 글 저술 및 선도 수련 이율곡 48세,

김시습은 금오신화를 저술하고 정염은 도가 단전호흡으로 유명한 용호비결 龍虎秘訣을 저술하고, 정작은 정온의 동생으로 동의보감의 내경편을 저술한 사람들이다.

이분들의 수명을 비교해 보면 유의할 점들이 있다.
최치원은 해인사 옥류동 계곡으로 들어가 종적이 묘연하여 알 수가 없고, 단전호흡의 위인으로 대표되는 김시습, 정온, 정작의 수명이 너무 단명한 것에서 비판을 받을 수 있다.

이분들이 단전호흡은 잘 하였는데, 혹시 중국에서 건너온 연단 기술로 만들어진 금단을 잘못 먹어 그렇게 된 것인지,
단전호흡을 잘못하여 기가 소모되어 수명이 짧아진 것인지 아직은 밝혀진 바가 없다.

북창 정염의 가정은 비교적 유복한 양반이었으니 음식에 따른 영양소의 결핍으로 인한 단명의 가능성은 희박하다고 보아야 한다.
하지만 분명한 것은 건강과 장수의 기법에 전문가들인 단전호흡을 주로 하는 도술가들의 수명이 길지 않은 것은 강한 의문으로 남을 수밖에 없다.

일생을 바쳐 평생을 날마다 노력하여 겨우 그 정도 살았다면 일생을 허비한 허무한 일이 아니겠는가. 오호 애재라.

사정이 그러하였을지라도 조선의 단학의 맥은 북창 정염의 용호비결이 단학가들 사이에 교본으로 전해져 내려져 왔다.

용호비결은 다음과 같은 수련의 과정을 제시한다.
1. 단학의 길은 간단하고 쉽다.
2. 단전에 기운을 모으는 것이 공부의 시작이다.
3. 밖에서 구하지 말고 자신의 호흡에서 구하라.
   기운을 내쉬고 들이쉬는 중에 내단을 닦아야 함을 알지 못하고 밖으로 쇠와 돌에서 외단을 구했기 때문에 장생을 얻으려 하다가 도리어 요절한다고 안타까운 일이라고 비판하였다.
4. 기운을 모으는 자세와 방법,
   단전에 기를 모으고자 하는 사람은 먼저 마음을 고요히 하고 다리를 포개고 단정히 앉아 눈은 콧등을 내려다보고, 등뼈는 마땅히 수레바퀴 모양으로 둥글게 한다. 흡은 끊어지지 않게 면면히 하고

호는 미미하게 하여 항상 정신과 기운을 배꼽 아래 1촌 3푼의 하단전에 머물게 하여야 한다.
5. 기운을 억지로 가두지 마라.
6. 단전까지 이르는 길을 개통하라.
7. 현빈 玄牝의 한 구멍을 열어라.
   현빈은 단전을 의미한다고 한다.
8. 한 구멍을 얻은 것으로 태식 胎息을 하고 주천화후 周天火候도 하고 결태 結胎도 하는 것이다.
9. 올바른 기운이 머무르면 삼단전(상단전: 눈썹 사이, 중단전: 가슴 가운데, 하단전: 배꼽 아래)의 기운이 자연스럽게 오르내린다. 정성을 다하여 부지런히 수련하면 수명을 연장하고 죽을 시기를 물리치겠지만 그 찌꺼기만 얻더라도 평안하게 천명을 마칠 수 있다.
10. 음양이 나뉘기 이전의 경지에 도달하라.
11. 기운을 모아 원신 元神의 태아를 결성하라.
12. 단전에 기를 쌓아라.
    황정경 黃庭經에 신선도사라고 하여 별다른 신통력이 있는 것이 아니며 "정액과 기운을 쌓아서 참되게 하였을 뿐이다."라고 한 것도 같은 의미이다.
13. 하루 종일 단전에 불을 지피면 현주 玄珠 사리가 결성된다.
    밤이나 낮이나 수련하여 열 달이 된 후라야 도태가 완성된다.

용호비결은 대충 이러한 요지로 건강과 장수를 얻는 방법을 제시하고 있다.

황정경은 중국의 위·진 시대 초기 도교의 경전이며 양생과 수련의 원리를 담고 있다. 취사선택을 잘 하면 건강과 장수의 길이 있음은 분명하다.

구한말의 사상 체질로 유명한 이제마 같은 경우에도 독극물 사용의 최고의 사례로 추앙을 받고 있지만 이제마도 어느 날 갑자기 62세의 비교적 짧은 생을 마감하였다.
민간이나 일부 한의학계에서 이제마의 처방을 통령 通靈의 경지로 이야기하기도 한다.

동양 의학의 한 축인 인도에서도 독특한 건강 장수 문화가 전해져 오고 있다.
아유르베다(Ayurveda: 생활 과학이란 의미의 고대 인도의 언어인 산스크리트 어)이다.

인도에서는 아유르베다가 과학이며 종교이며 철학이다.
아유르베다에서는 삶에 부딪치는 모든 것들을 다 신성하게 생각한다.
아주 오랜 옛날 진리를 깨달았던 성취자들이 종교적 수행과 수련을 통해 진리를 발견한 것이다.

병에 대한 치료 방법으로 구토법, 설사법, 관장법, 코 안에 약 투여, 피뽑기, 단식 등이 있다.
육체적 섭생법과 정신적 섭생법을 제시하고 있다.

장수의 방법으로는 요가, 만트라, 호흡과 명상, 마사지 등의 방법들을 들고 있다.
요가 수련은 건강을 유지하는 데 있어 중요하고 기본적인 방법이다. 아유르베다와 요가가 같이 존재하는 관계이다.

육체가 준비되어야 요가라는 영적 수행을 할 수 있다고 한다.

요가 수련은 예방 효과와 치료 효과를 동시에 가지고 있다.
신경 호르몬과 신진 대사에 질서와 균형을 가져오며 내분비 계통의 기능을 증진시켜 스트레스에 강한 저항력을 갖게 한다.
고혈압, 당뇨, 천식, 비만 등에 효과적이다.

호흡 훈련 pranayama 은 요가의 치료법으로, 호흡 조절을 함에 따라 자기의 순수본질을 체험하게 되고 평화와 자비의 진정한 의미를 알게 된다.
허파, 심장, 다른 기관들의 정화를 도우며 체내의 다른 통로도 정화된다.
호흡은 편안한 자세에서 숨을 깊게 들이마신 다음 코로 빠르게 세게 내쉬는 등 여러 가지의 방법이 있다.
살이 찐 사람이 호흡을 하면서 목이 마를 때 차가운 음료수를 마시게 되면 체내의 지방분을 증가시키기 때문에 주의하여야 한다.
호흡 훈련은 잘 하면 많은 질병을 치유할 수 있지만 잘못하면 오히려 병을 유발한다.

만트라 mantra 는 음성적 진동과 에너지를 가진 말의 산스크리트 어이다.
특정한 산스크리트 어에는 신성하고 막강한 에너지가 담겨 있으며 암송함으로써 그 에너지를 얻게 된다.
이 방법은 놀라운 치료 효과를 가져온다고 한다.
'옴' 이라는 단어가 대표적인 만트라 이다.
명상 meditation 은 조용히 앉아 눈을 감고 관심을 밖으로부터 안으로 돌린다.
내면의 각성 상태가 유지될수록 내면의 평안한 상태가 더욱 깊어진다.

또 조용히 앉아서 호흡을 지켜보는 방법이 있다.
호흡을 통하여 우주적인 소리의 진동을 알게 된다.
호흡을 통한 명상 방법에 의해 인간의 개체 의식은 우주 의식과 결합하게 된다.
개인적 의식이 우주의식으로 녹아들면 완전한 평화상태인 삼매(三昧, samadhi)에 이르게 된다.
삶이 명상이요 명상이 삶이 된다.
모든 문제가 그 안에서 사라지게 된다.

마사지는 기름을 이용하여 노폐물을 제거한다는 치병의 방법으로도 이용된다.
오일을 입 안에 머금고 헹구어 입 안과 이빨의 병균을 사멸시켜 병을 물리친다는 방법도 알려져 있다.

의약물로 부엌에서 사용하는 향신료나 음식 등을 제시하고 있으며 보석, 돌, 색채를 이용한 요법들이 있다.

모든 금속은 상당한 치료 에너지를 가지고 있다. 특히 수은, 금, 은, 구리, 철, 납 등의 중금속이 치료에 이용된다.
순수한 금속이라도 불순물이 섞여 있어 신장, 간, 비장, 심장 등에 해를 끼치므로, 이 금속들을 순화시키는 방법들을 제시한다.
금속을 가열시켜 기름, 암소의 오줌, 우유, 기(ghee, 정제 식용 버터), 버터밀크, 곡식의 신죽으로 처리를 하는데, 화학적으로 처리하는 것보다 더욱 순화되며 인간의 신체 조직이 아무런 나쁜 영향을 받지 않고 금속의 효과를 볼 수 있다.
금속을 끓이거나 태워 이용한다.

금은 신경을 튼튼하게 하며 기억력과 지능을 증진시키며 금 장신구를 물에 담귀 절반 정도 될 때까지 끓여 마신다.

수은은 단독으로 사용해서는 안 되고 항상 유황과 함께 사용해야 한다.

어떤 약초는 유황과 함께 사용했을 때 약효가 수천 배 이상 증가한다.

은은 활력과 정력을 증진시킨다. 금물처럼 은수를 만들어 사용하거나 은 용기에 우유를 데워 마시는 것도 좋은 방법이다.

그러나 수은과 유황을 사용하는 것은 매우 위험한 일이다.

색채가 치료하는 원리로 무지개에 나타나는 일곱 가지의 기본 색들이 육체의 조직과 연관되어 있다고 한다. 일곱 가지 색들의 진동 작용을 이용하여 육체의 균형을 유지시킬 수 있다는 것이다.

일곱 가지 색 중 어느 한 가지로 된 젤라틴 종이를 물병에 감고 태양 광선 아래 4시간 동안 놓아 두면 그 색의 진동이 물에 스며든다. 이 물을 마시면 여러 유익한 효과가 있게 된다.

셀라틴 gelatin 은 동물의 가죽, 힘줄, 연골 등을 구성하는 천연 단백질인 콜라겐을 뜨거운 물로 처리하여 얻는 유도 단백질의 일종이다.

빨강색은 피와 연관되어 덥히는 속성이 있으며, 적혈구의 생성을 촉진시킨다.

오렌지색은 빨강색과 마찬가지로 따뜻하여 치료에 도움을 주고 성적 기관에 에너지를 준다.

노랑색은 에너지가 정수리 차크라로 올라간다.

노랑색은 이해력과 지성을 자극하며 남용하면 작은 창자에 담즙의 축적이 과다해진다.

녹색은 마음을 가라앉히는 효과와 신선감을 일으키고 마음에 행복을 가져다준다.
녹색의 과용은 담즙의 집중을 자극하여 쓸개에 결석을 만든다.
황녹색은 노랑과 녹색의 속성이 다 들어 있다.

푸른색은 순수 의식을 나타내는 색이다.
몸과 마음을 가라앉히고 시원하게 하는 효과가 있다.
피부의 색깔을 유지시켜 주며 간 질환의 치료에 도움이 된다.

자주보라색은 인간의 의식을 각성시키는 우주 의식의 색이다.
몸을 가볍게 하며 지각의 문을 열어 준다.

사람들은 장수하고 건강하기 위하여 끊임없이 운동을 계속하고 매일 많은 영양이 가득한 진수성찬으로 잘 먹는다.
헬스다 등산이다, 먹거리 여행이다 하며 잘들 잘 살고 있다.
잘 먹고 운동 많이 하고 유명했던 사람들, 그러나 생각보다 짧게 살았던 사람들이 있다.

중국 무협 영화의 전설적 주인공 이소룡, 브루스리는 32세에 요절하였다.
이소룡은 쿵푸인 영춘권을 기반으로 절권도를 만들고 펜싱, 복싱, 레슬링을 조합한 무술을 새로이 만들었다.
하루에 8시간씩 열심히 운동을 하고 몸매를 가꾸었다.
공식 발표에 이소룡의 사망은 직전에 앓았던 뇌 질환과 연관이 있으며 사망 당일 복용한 진통제 에콰제직에 대한 과민 반응이 직접적인 원인으로 추정된다고도 한다. 혹은 이소룡의 몸매와 근육에서 보듯이 이소룡은 항상 자신의 몸을 극한까지 몰고 갔던 승부욕이 또 다른 원인이었을 것으로 추정하는 사람들도 있다.

일본의 스모 선수들은 날마다 격한 운동을 하고 점심과 저녁을 격하게 먹어댄다.
일반인보다 2배 이상의 식사를 하는 것이다.
체중도 많이 나가고 힘도 쎄고 살집도 넘쳐난다.
평균 수명은 50세이다.

나비처럼 날아서 벌처럼 쏜다는 복싱 선수 무하마드 알리는 74세로 사망하였다. 당시의 미국의 장수 수명에 비하면 일찍 타계한 셈이다.

사망하기 34년 전부터 파킨슨병의 진단을 받고 일생을 투병하다 사망하였다.

일찍 타계한 이들의 공통점은 모두 열심히 운동을 했던 사람들이라는 점이다.
모두 근육을 보통인과는 다르게 혹사했던 사람들이다.

오호 통재라.
날마다 운동하고 날마다 잘 먹고 잘 사는 운동선수들이 오늘날의 과학적·체계적 관점에서 정말 오래 잘 살고 있는지 생각해 보면 짐작이 갈 수도 있다.

생명체는 일생 동안 호흡의 횟수가 정해져 있다고 주장하는 부류도 있다.
그래서 호흡의 길이를 길게 하여 수명을 늘리자고 한다.
거북이는 호흡의 길이가 길어 장수하고, 쥐는 호흡의 길이가 짧아 얼마 못 산다는 논리 같은 것이다.

요즘 병원이나 한의원에 가면 신경성이라거나 과민성이라는 혹은 증후군이라는 질병들이 자주 목격되고 있다.
장시간 의료적 치료를 받아도 치료적 진전이 없는 이러한 불분명한 질환들은 질병이 아닐까?
꼭 신경성이라거나 과민성이라고 이름을 붙여야 할까?
혹시 진단기술의 미흡이나 의학적 무지의 소산이 아닐까?

약도 없고 치료 방법도 없는 이러한 질환들이 자연영양식품의 영양으로 회복이 된다면 이러한 질병들은 의학적 질병들의 정의와는 상관이 없는 일들일까?

미국에서 100세 이상 살았던 42,000명의 100세인 Centenarian들을 부검해 보았다.
그들은 모두 질병 때문에 사망하였음이 밝혀졌다.
나이가 많아 연로하여 죽은 사람은 아무도 없었다.

인간은 질병 때문에 죽는다는 것이 밝혀진 것이다.
그 중에서도 심장 발작이 가장 흔하다.
심장 발작, 급성심근경색증의 원인은 무엇인가?
심장에 산소와 영양을 공급하는 관동맥이 막히거나 좁아져 생긴다.
어떤 이유로 관동맥이 막히거나 좁아지는가?
대표적인 한 가지의 이유로 콜레스테롤이 많으면 관동맥이 막히거나 좁아질 수 있다.
콜레스테롤을 많지 않게 하려면 콜레스테롤이 많은 음식섭취를 제어하면 된다.

미국인들의 사망 원위은 대부분 예방이 가능한 것들이며, 주로 음식과 관련이 있다.
음식이야말로 조기 사망과 신체장애의 첫 번째 원인이다.
평소에 약이 아닌, 영양제가 아닌 음식이 장수의 기본임이 밝혀진 것이다.

미국의 마이클 그레거 의학 박사는 영양식으로 질병을 치료하고 장수할 것을 권하고 있다.
그레거의 할머니는 65세부터 의사들로부터 사망 선고를 받았다. 그러나 건강한 음식과 건강한 생활 방식을 통해 31년을 더 살 수 있었다고 한다.

아모르 파티 amor fati 라틴어의 '운명에 대한 사랑'이다.
고통, 상실, 좋고 나쁜 것을 포함하여 자신의 삶에서 발생한 모든 것이 운명이며 그 운명을 받아들이고 사랑한다는 뜻이다.

암에 걸렸다.
암은 나에게 찾아온 손님이다.
잘 대접하여 보내드리자.
암이 떠난 자리는 보다 좋은 새로운 생명, 새로운 세포가 찾아올 것이다.

파우스트로 유명한 독일의 시인이자 과학자 그리고 83세까지 살았던 괴테가 74세에 사랑에 빠졌다.
자기보다 55세 어린 19세의 울리케라는 이웃처녀에게 아름다운 시를 바쳤을 괴테가 차이고 말았다.
지금까지 한 번도 이런 정열에 사로잡힌 적이 없었다.
괴테는 산책로에서 웃어대는 울리케의 목소리가 들려오기만 해도 하던 일을 팽개친 채 신사의 품위인 모자도 지팡이도 없이 명랑한 그 아가씨에게 달려갔다.
사랑의 열정에 힘들어하던 그는 오랜 친구인 대공작에게 중매를 부탁하기까지 했다.
그리고 한참 후 괴테는 울리케의 작별 키스를 받고, 회한에 젖어 이별의 고통에 몸서리치게 되었다.
괴테는 마리엔바트 비가를 쓰고 사랑과 이별의 아픔을 달래었다.

성격이 그다지 좋지 않은 것으로 알려진 베토벤과 청빈한 음악의 분위로 알려지길 바랐던 슈베르트, 우리에게 감동의 선율을 선물한 인류 음악가들도 여인들에게 이용당하거나 차인 쓰라린 경험들이 있다.

평생 결혼을 하지 않은 베토벤은 40대에 들어 창녀를 찾았으며 성병으로 괴로워했다는 이야기도 전해져 온다.
베토벤은 이러한 일이 알려지기를 바라지 않았다고 한다.
당시 유럽에서는 매독 치료에 수은을 이용하여 수은 증기를 국부에 쏘이거나 수은 연고를 바르거나 욕조에 수은을 가득 채우고 입욕하여 치료를 하였다.
수은의 독성으로 매독 균을 죽이는 효과도 있었지만 수은의 부작용이 많아 사망하는 일도 있었다고 한다.

아름다운 곡을 후세에 남긴 슈베르트는 평범한 오스트리아 사람들처럼 키가 작았으며 얼굴도 초췌하였고 다른 사람들에게 표현하는 것을 수줍어하였다고 한다.

깊은 고독과 가난 속에서도 빈센트 반 고흐는 일생 동안 6명의 여자를 만났지만 결혼을 하지 않았다고 한다.
사랑에 실패해서인지 외로워서인지 날마다 여성들을 바꾸어 가며 여성편력을 하였다고 한다.

우울증이 심했다, 혹은 자신의 귀를 잘랐다할 정도로 괴로운 사람이었다.

공식적인 애인만 7명과 2명의 아내가 있었던 피카소.
여성 혐오론자이면서도 여성을 가까이 했던 피카소는 두 번째 부인에게 도자기 만드는 법을 가르치면서 "여자를 만들려면 먼저 목을 비틀어야 한다."고 했다던가.
항상 여자들이 자기를 받드는 것, 모시는 것으로 그러한 인생관을 가지고 있었다고 한다.
피카소 그림 속의 여자들은 그래서 얼굴이 비틀어지고 놀라서 눈망울이 커진 것일까?

늙은 나이에도 지칠 줄 모르는 정열이 있어야,
감성이 풍부해야 사람을 감동시키는 문학이 나오고
심금을 울릴 아름다운 음악이 나오며
알듯 모를듯 심오한 그림이 나오는 것일까.
아니면 그들의 신체 감성이 아직까지도 팔팔히 살아서였을까.
그래서
여자도 나오는가 보다.

중국 최고 전설의 장수자인 그러면서 도인도 아닌
도가의 수련도 하지 아니한 그저 음식 조절하고 숨쉬기 잘 하고 얼굴 쓰다듬기 잘한 팽조가 767세를 살았다고 한다.
여성을 여성으로 잘 다루었다는 고사도 있다.
황제헌원이 문답하였다는 소녀경의 조연으로 나오고 있다.
아마 이러한 기술이 장수의 밑거름이 되었는지는 알 수가 없다.
54명의 자식과 49명의 처를 저 세상에 먼저 앞세우고도 자기가 죽을 때는 이런 말을 하였다고 한다.
"인생이 왜 이리도 짧은가."

흔히들 "남자는 지푸라기 한 단 들 힘만 있어도
여자를 가까이하고 싶어 한다."라고 한다.
여자도 마찬가지일터.
남자 위주로만 말을 할 일이 아니다.
여자도 90세가 넘어도 춘정 春情의 의욕은 남자와 같다.

산야초목 자연영양식품의 영양 섭취 결과들을 보면 건강의 척도 가늠은 이성에 대한 느낌의 발현과 연관이 깊다.

남자는 정력 여자는 기력이 있어야 건강한 것이다.
몸이 정상적으로 건강하면 정력, 기력이 생기기 때문에 그러하다.
그래야 질병도 쉽게 이겨낸다.

100세 건강이라고 한다.
그냥 살면 뭐 하나.
세상에 누를 폐를 끼치면 안 된다.
일하면서 사는 100세가 아니면 세상에 있기를 부끄러워해야 할 것이다.
농사라도 짓든지, 거리 청소라도 하든지 세상일에 가담하여야 할 것이다.
남에게 신세를 지지 아니하고 생을 마감하려면 간단하다.
물만 먹고 20일만 지나면 편안하게 저세상으로 간다.
실제로 그러한 사람도 있다.

죽음을 두려워 마라.
죽음을 지나 새로운 인생이 기다리며 새로운 젊은 몸으로 다시 태어나는 것이다.

장수하는 사람들을 보면 장수의 길이 보이고, 단명한 사람들을 보면 단명하는 이유가 보인다.

장수하는 사람들은 영양가 풍부한 산해진미를 먹은 사람들이 아니다.
의사가 가르쳐준대로 영양가 좋은 음식을 먹은 사람들이 아니다.

날마다 땀 흘리며 운동한 운동 선수들도 아니다.
날마다 헬스한 사람들도 아니다.
건강을 책임지는 의사도 영양학자도 아니다.
잘 배운 사람들도 아니다.

잘 먹은 사람들이 일찍 죽고,
운동 많이 한 사람들이 오래 못 살고,
한때는 오메가 3이 풍부한 날음식, 그것도 육식을 주로 하는 에스키모인이 오래 살고, 자연식을 하는 오끼나와 사람들이 오래 살고 있다고 알려지다가
요즘은 에스키모인과 오끼나와 사람들이 성인병이 많고 장수하지 않는다는 소식이 전해져 오고 있다.
모두 다 음식, 현대적으로 변화된 식생활과 연관이 되어 있는 것이다.

오래 사는 사람들의 1순위는 오페라 단의 지휘자이며 피아노를 치는 사람이 그 다음으로 꼽아지고 있다.
한국의 오랜 전통에 '가위 바위 보'와 어릴 때 아기들에게 가르쳐 주는 '지게지게'가 있다.
이 두 가지 행위에 공통점이 있다.
손가락과 팔을 많이 움직이는 것이다.
장수의 천기누설이 서려 있는 곳이다.

어느 대학에서 손가락과 팔을 많이 사용하는 습관 혹은 손으로 잡는 힘, 즉 악력이 쎈 사람이 장수하게 된다는 연구 결과도 있었다.

여자가 남자보다 오래 살 수밖에 없는 생리적 특성이 있다고 주장하는 사람들도 있다.

시골에 가면 할아버지는 뒤에서 뒷짐을 지고 밭을 메는 할머니를 감독하고 있다.

부지런히 팔을 움직이는 할머니는 보통 할아버지보다 10년 가까이 더 오래 살고 있다.

허리가 구부러져 네 발 달린 밀대를 밀고 다녀도 할머니는 오래 산다.

감독하면서 움직이지 않는 할아버지는 10년 일찍 먼저 세상을 하직한다.

원래 남자나 여자나 수명이 비슷하지 않을까.

현재 살고 있는 사람들에게서 해답의 증거가 있다.

세계적으로 유명한 장수 지역인 지중해의 섬 이탈리아의 서쪽 사르데냐에서는 남자나 여자나 다 같이 열심히 일하고 움직인다.

남자들도 많이 걷고 열심히 일을 한다.

그 곳의 남녀 수명은 거의 같은 연령 수준이다.

마라톤 돌연사와 복상사의 원인

건강했던 마라톤 선수의 갑작스런 사망이나 여자와 가까이 있던 남자들의 갑작스런 복상사 腹上死와 등산하는 사람의 돌연사의 원인은 혈액과 심혈관이 정상적이지 않아 일어나는 사고이다.

기력이 좋다고 건강한 것은 아니다.
기력은 기력일 뿐이지 혈액과 혈관의 상태까지 정상적이고 원활하다는 것은 아니다.
혈압이 정상적이다고 혈관에 노폐물이 끼여 있지 않다거나 혈액 속에 노폐물이 없다는 것은 아니다.

상식적으로 생각해보면 우리의 몸은 모두 혈관이라는 크고 작은 관(호스)을 통해 수분과 영양을 공급받아 생명이 유지된다.

집에서 사용하는 수도관에 노폐물이 있더라도 수압이 낮으면 막히지 않고 물이 슬슬 흘러간다.
노폐물이 끼어 있는 수도관에 물을 과다하게 공급하여 물살이 세져 수압이 높아지면 노폐물이 수도관에 끼여 막힐 수가 있다.

나이가 들어 기운도 좋고 혈압도 비교적 정상이면 건강상 안심을 한다.

화학물질이 함유된 약품이나 독성 식품 혹은 유전자 변형식품이 몸 안에 들어와 혈액의 한 부분에서 응어리를 만들었다고 가정하여보면 수도관의 노폐물이 생긴 것과 같은 일이 일어날 수 있다.

고기를 잘 먹어 기력도 좋고 혈압도 높지 않으니 건강지표는 정상이다.

마라톤 선수가 쉬지 않고 계속 달리고 배 위의 남자가 계속 힘을 써 달리고 헉헉거리며 산에 올라가게 되면 혈액의 순환이 빨라진다. 피돌기가 빨라져 응어리진 혈액 덩어리를 밀어 좁거나 굴곡진 혈관에 이르러 길을 막게 되면 사고가 난다.

마라톤선수의 사고와 복상사나 등산 돌연사의 사고를 당하지 않으려면 조심해야 한다.
기력 좋고 혈압 좋다고 자만하여서는 낭패를 볼 수 있다.

인위적인 것을 멀리하고 자연으로 돌아가면 100세를 넘어 정신 말짱하게 죽을 수 있을 것이다.

제4편

영양식품 군

1. 일반식품, 약초식품별 효능과 한의약 품별 효능

(아래의 559가지의 목록들 중에는 독성 등이 있는 품목들도 포함되어 있기 때문에 이 목록들은 대부분 한의약에서 사용뇌는 것늘임으로 참고하시고 이용에 주의를 요합니다.)

가막살이. 해독, 기관지, 폐
가물치. 보혈, 위, 폐, 신경, 산후부기
가죽나무 저근피. 이질, 치질, 장출혈, 옴, 악창, 살충, 구충, 조루, 폐
가지. 혈액순환, 항암, 장기능, 이뇨, 당뇨
간재미. 신장, 관절, 뼈, 피로
갈근. 발한, 해열, 진통, 어깨 목 결림
갈화 칡꽃. 간, 주독, 갈증, 알콜중독
감. 비타민C, 노폐물, 피부, 항암, 기관지, 면역력, 시력, 숙취
감잎. 기침, 토혈, 폐기종, 내출혈
감자. 항암, 다이어트, 위, 피부, 변비, 당뇨
감초. 근육통, 진해, 거담, 위경련, 해독
잣. 신장, 이뇨, 눈, 면역, 성인병, 노화방지
강낭콩. 항산화, 사포닌, 아미노산(라이신, 로이신, 트립토판, 트레오닌),피로(레시틴)
강아지풀 구미초. 해열 상처, 안질
강황. 항염, 위, 생리불순, 암, 해독, 심장, 인지, 우울증, 과다시 현기증

심장이상

개고기. 기관지, 폐, 피로, 수술후, **암확장우려**

개나리. 종기, 항염, 이뇨, 신장염

개똥쑥. 항암, 항염

개미취. 가래, 기침, 항암

개복숭아. 기침, 신경안정, 간경화, 신장염, 복수, 중풍, 위, 장

개양귀비. 지사, 진통, 진해

거머리. 어혈, 부종

검실. 자양강장, 실금, 설사, 대하

검은콩. 모발, 신장, 부종, 방광, 해독, 혈액순환, 강장

게. 피부, 노화방지, 뼈, 뇌, 기억력, 다이어트, 지혈

겨우살이. 치한, 치통, 요통, 동상, 동맥경화

겨자. 류마티스, 신경통, 폐렴

결명자. 간, 눈, 신장

계수나무. 장, 변비, 피부병, 무좀

계피. 건위, 구풍, 발한, 혈액순환, 두통, 발열, 해열, 강장

고본. 두통, 관절통, 치통, 설사, 습진

관동화. 진해, 거담

견우자. 이뇨, 수종, 구충제

결명자. 강장, 이뇨, 변비, 혈압강하, 청안

고구마. 야맹증, 칼륨이 염분배출, 변비, 식욕증진, 피로회복

고구마줄기. 골다공증, 노화, 고혈압, 항산화, 소화

고들빼기. 건위소화, 약설사, 해열, 종기

고등어. 뇌경색, 심근경색, 오메가3, 뼈, 중금속배출(아연)

고삼. 건위, 해열, 이뇨

고수 호유실. 위, 구취, 혈관, 소화, 노화

고추. 식욕부진, 소화불량, 비만, 감기, 혈액순환, 노화, 시력, 피부
고추나무순. 마른 기침, 산후조리
곰보배추. 기침, 감기, 기관지
곰취. 기혈, 기침통증, 담, 관절통
곽향 배초향. 해열, 식욕부진, 두통, 구토, 설사
구기자. 강장, 간, 신장, 무력감, 어지러움, 두통, 만성피로, 허리무릎 통증
구절초. 치풍, 부인병, 위장
국화. 해열, 해독, 진통, 소염, 감기, 발열, 두통, 어지러움, 이명
굴. 빈혈, 정력, 피부
굼벵이. 만성피로, 간, 자궁근종, 생리통, 해독, 숙취
귀뚜라미. 혈관, 근육, 항암, 갱년기증상, 간, 다이어트, 발모
귀리. 항암, 피부, 항염, 노화, 콜레스테롤, 다이어트
귤나무. 소화불량
근대. 혈액순환, 소화, 피부, 다이어트
금불초. 거담, 진해, 건위
금은화 인동꽃. 이뇨, 해열, 해독, 살균, 창독, 매독, 장염, 관절염
길경. 거담, 기관지염, 편도선염, 인후통
김. 항궤양, 식욕촉진, 해독
까마중. 해열, 이뇨, 피로회복
꼬막. 빈혈, 간, 다이어트, 혈관질환
꼭두서니. 지혈, 지해, 거담, 타박상, 황달, 요통, 독성 우려있음
꽁치. 빈혈(B12), 뇌, 혈관, 눈
꽃게. 키토산, 혈관, 뼈, 뇌, 치매, 숙취
꽃송이버섯. 항암, 면역, 혈관, 다이어트
꾸지뽕. 여성질환, 어혈, 신장결석, 근골, 청혈

꿀. 피부, 원기, 해독, 피로, 면역력, 콜레스테롤 심장병, 편두통
낙지. 조혈강장, 원기회복
남가새. 간, 우울증, 활혈거풍, 명목
남천나무. 기침, 해열, 습열황달, 급성위염
남천실. 천식, 백일해
납두 - 발효콩 말린것에 소금간. 강장, 소화, 살균, 제암
냉이. 청안, 간
노간주나무. 이뇨, 류마티스외용
노근 갈대뿌리. 이뇨제, 당뇨, 구역질, 딸꾹질, 식중독, 소염, 배농
노니. 해독, 간, 피로
노루궁뎅이버섯. 치매, 당뇨, 항암, 소화
노루귀. 진해, 소종, 두통, 치통, 복통, 해수
노루발풀. 보허익신, 거풍제습, 허약해수, 관절통
노봉방. 경풍, 나선, 옹종, 거풍소독, 살충
녹두. 해독
녹두나물 숙주나물. 주독 열독, 수종, 해독, 부자독, 파두독, 소갈
녹미채. 양모, 혈액정화, 회춘, 고혈압, 심장병, 당뇨
녹용. 피로회복, 강정, 위기능촉진, 두통, 이명, 발기부전, 원기회복
녹차. 콜레스테롤, 지방분해, 항산화, 혈액순환, 감기, 바이러스, 비만
녹혈. 혈액순환, 자양, 손발냉증, 피로
느릅나무 코나무. 치습, 이뇨, 소종독
느릅순. 피부미, 방광염, 종기, 위궤양, 부종, 수종, 비염
느타리버섯. 콜레스테롤, 다이어트, 뼈, 노화지연, 항산화
느티나무 괴목. 강장, 이뇨, 지혈, 치질, 부종, 혈관, 중풍
능소화. 어혈, 해열, 이뇨, 산후출혈
능이버섯. 소화, 혈관, 항암

다래순. 관절염, 간염, 위암, 식도암, 유방암

다슬기. 시력, 혈압, 간, 숙취, 이뇨, 저지방, 고단백

다시마. 호르몬분비 촉진, 건뇌, 강장, 해독, 제암

다래. 피로, 노화, 비타민C, 소갈

다미아나. 두통, 야뇨, 변비, 최음

단삼. 치매, 수면장애, 동맥경화, 당뇨, 간, 골다공증

단풍나무 계조축. 항암, 해독, 관절염, 골절, 당뇨, 소염

단호박. 붓기, 부종, 변비, 다이어트

달개비. 당뇨탁월

달래. 부신피질호르몬, 신경안정, 혈액순환, 빈혈, 철분, 피로, 비타민 A B1 B2 C

달맞이꽃순. 해열, 소염, 당뇨병, 고지혈증

담쟁이덩굴. 어혈, 근육통, 독성 우려있음

담죽엽. 해열, 지갈, 이뇨, 폐렴, 기관지염, 당뇨

당근. 강장, 조혈, 피로, 식욕촉진

당삼. 생리불순, 류마티스

당약. 소화불량, 식욕부진, 결막염, 발모

대구. 원기, 활혈, 소종지통, 골절

대나무. 해열, 거담, 폐, 기관지, 고혈압, 노화방지

대자석. 지혈, 보혈, 진정, 구토, 혈변

대추. 비위, 기관지, 폐, 불면증, 긴장, 이뇨, 보온, 강장, 항암, 노화

대황. 황달, 만성변비, 소변이상, 흉복통

대회향. 건위, 흥분제로 헛배부름, 구토, 각기

더덕. 강장, 폐열, 진해거담, 기침, 폐결핵

도라지. 기침, 가래, 기관지염

도인. 생리불순, 위내정수

도토리. 중금속배출, 해독, 지사, 다이어트, 당뇨
독활. 발한, 구풍, 진통, 감기, 부종, 관절통
돌나물. 청열, 해독, 소종消腫, 인후종통, 간염
돌미나리. 황달, 수종, 대하, 식욕, 정력, 신경통, 해열
동충하초. 강장, 진정, 진해, 폐, 허약, 발기부전,
돼지감자 뚱딴지. 골절, 타박상, 해열, 지혈, 비만, 변비, 당뇨
된장콩 메주콩. 성인병, 콜레스테롤, 항암, 뇌, 골다공증
두릅. 건위, 이뇨, 진통, 거풍, 강정, 위, 신장염, 발기력, 각기, 당뇨
두시. 건위, 소화, 해열
두충잎. 혈압강하, 간, 신장, 근골, 강장익정, 진정, 진통,
둥굴래순. 강장 강정
드렁이 음지. 정력, 알레르기, 소갈, 당뇨
들기름. 콜레스테롤, 빈혈, 피부, 항암, 두뇌, 흰머리, 성인병, 알레르기
들깻잎. 치매, 혈관, 항암, 골다공증, 노화
등나무. 이뇨, 피부, 혹 위암
등나무순. 변비, 근육통, 관절염, 부인병
딸기. 피부미, 강장, 여드름, 주근깨, 류마티스
땅두릅. 해열, 진통, 소염, 혈액응고, 강심
땅콩. 콜레스테롤, 동맥경화, 항산화 노화, 강장
레몬. 다이어트, 감기, 간, 해독, 소화, 변비, 항박테리아
레몬밤. 스트레스, 인지기능, 다이어트
마가목순. 중풍, 고혈압, 위장, 기침, 신경통, 류마티스관절염
마늘. 항암, 항염, 면역력, 피로, 간, 활성산소억제
마자인. 허약체질, 병후변비
마카. 정력, 항산화, 뇌, 신경질환, 당뇨, 심혈관
마황. 발한, 진해, 호흡곤란, 천식, 오한

만삼. 빈혈, 허약체질, 신경쇠약, 성기능
말뼈. 건망증, 치매, 신경통, 관절염, 골다공증
망가지똥. 청열, 해독
망고. 노폐물, 변비, 항산화, 빈혈
매생이. 원기, 빈혈, 비타민 A C, 철분, 엽산, 중금속배출, 혈관
매실. 방부, 살균, 피로, 식욕, 해독, 정장
맥문동. 이뇨, 심장, 해열, 감기, 강장, 진정, 소염, 진해
맥아. 소화, 식욕감퇴, 흉복팽만
맨드라미 계관. 기침, 가래, 항균, 간, 구충, 해열, 궤양, 혈변
머위. 해독, 편도선염, 진통, 타박상, 변비, 천식, 냉증
멍게. 노화, 당뇨, 숙취, 타우린,
메기. 원기 보양, 이뇨, 부종, 소갈
메뚜기. 허약, 감기, 파상풍, 해수, 소아경기
메밀. 동맥경화, 자양강장, 식체
메주콩 흰콩. 콜레스테롤, 항암, 정장, 치매,
며느리배꼽 사광이풀. 신장, 요실금, 피부
멸치. 뼈, 뇌, 혈관, 관절, 칼슘, EPA, DHA
명반. 여드름, 튼 살, 폐, 비장, 항균, 해독, 살충, 치통풍안, 지혈 정통, 간황달
명아주. 건위, 강장, 백전풍, 개선
명태. 숙취, 뇌, 다이어트
모과. 이뇨, 진해, 곽란, 류마티스
모근. 황달, 이뇨, 해열
모려 굴껍질. 진정, 이뇨, 유정, 불면, 정신불안, 식은땀
모시대. 경기, 한열, 익담, 해독, 거담
목단피. 소염 진통, 통경제로 하복부 혈액순환장애, 두통

목이버섯. 다이어트, 장, 빈혈, 뼈, 혈관

목천료 개다래. 신경 근육통 외용, 통풍, 건위, 발모제

목통. 진통제, 소염성 이뇨, 류마티스

목향. 방향성 건위, 설사, 복통, 소화불량

목화. 치질, 피부미백,

무. 위액분비, 식욕촉진, 변비, 설사, 담석, 고혈압, 저혈압, 냉증, 천식

무궁화. 해열, 해독, 소종, 기관지염, 인후염, 장염

무잎. 강장, 보혈

무릇. 혈액순환, 관절염

무씨 나복자. 비, 폐, 위, 식체

무화과. 노폐물, 치질, 변비

문어. 콜레스테롤, 타우린, 동맥경화, 지방간, 단백질, 피로

미꾸라지. 혈액순환, 빈혈, 위, 원기, 뼈, 소화, 눈,

미나리. 강장, 이뇨, 해열, 간

미역취. 소풍疏風, 청열, 소종, 해독, 감기, 황달, 인후종통, 황달, 타박상

민들레. 위염, 위궤양, 간, 변비, 장염, 기침, 신경통

민어. 비위, 기력, 노화, 피부,

밀. 소갈, 이뇨, 간

밀기울. 제암, 위장병, 결핵, 간장병

밀나물. 노화예방, 혈액순환, 이뇨, 강장

바나나. 변비, 감기, 불면증, 혈압, 기력, 철

바디나물. 정혈, 감기, 진통, 진해, 두통, 이뇨, 건위, 치통

박나물. 항산화, 항암, 소화

박주가리. 강장, 해독, 폐결핵, 유즙생성

박하. 발한, 해열, 구풍, 소화불량, 두통, 현기증

반비. 강장, 흥분제, 냉증, 화농성종양

반초. 강장제, 진통제, 신경통, 요통
밤. 자양, 위장, 근골, 종기, 피부염, 옻알러지
방아풀 延命草. 건위, 지통, 해독, 소종, 소화, 식욕부진
방풍. 발한, 해열, 감기, 두통, 관절, 피부염
배. 기관지, 소화, 간, 고혈압, 변비
배추. 정장, 변비, 뼈, 항암,
백강잠. 진통제, 중풍 언어장애, 반신불수. 외용으로 습진
백두구. 방향성 건위, 구풍제, 소화불량, 구토
백출. 건위정장, 이뇨, 신장 배뇨 이상, 부종
백합. 소염, 진해, 이뇨, 진정, 기침, 허약증
뱀. 폐, 간, 보음, 보양, 암환장
뱀딸기. 청열, 소종, 해독, 이질, 화상, 벌레불린데
버드나무. 해열, 이뇨
벌나무. 간, 신장
벚나무. 생선중독, 버섯중독, 피부병, 땀띠, 기침
별갑. 해열, 강장제, 체력증진
병아리콩. 엽산, 레시틴, 혈관, 장, 다이어트
보리. 장, 뼈, 해독, 혈관, 성인병, 항산화, 항암, 다이어트
보리수잎. 기침, 천식, 가래 명약
보이차. 지방분해, 항산화, 콜레스테롤, 혈당
복령. 진정, 위내정수, 근육경련, 소갈, 어지러움, 새치머리
복분자. 강장강정, 발기부전, 신장, 간
복숭아. 식욕증진, 피로회복, 어혈, 야맹증, 해독, 항암
복숭아씨. 어혈, 폐, 기침, 기관지염
복어. 숙취 아세트알데히드 농도저하, 이뇨, 항암, 다이어트
봉선화 투골초. 부종, 통증, 지사, 피부, 귀신 질병 뱀퇴치

봉선화씨 지갑초씨. 질긴 고기뼈물렁 몇알, 항암, 식체
봉출. 행기, 통혈, 개위, 해독, 소적
봉황삼. 알레르기비염, 기침, 천식, 간염
부자. 신장기능회복, 관절마비, 복통, 설사
부처손. 지혈, 이뇨, 거담, 소종
부추. 강장, 지혈, 보온, 항산화, 장, 간, 신장, 빈혈
붕어. 비위, 이뇨, 수종, 복수
브라질너트. 항암, 혈액순환, 심장, 고혈압, 항산화, 갑상선, 생식기능
브로콜리. 설포라판, 셀레늄, 비타민C E, 항암, 뇌, 면역
블루베리. 안토시아닌 항산화, 노화, 시력, 피부, 혈관, 당뇨, 항암
비단풀. 치매, 감기, 치통, 항암, 당뇨, 혈관, 지혈, 장, 결석
비듬나물. 뿌리는 해열, 씨는 눈에
비트. 엽산, 비타민A C, 마그네슘, 베타카로틴, 빈혈, 간, 피로, 다이어트, 고지혈증
비파나무. 청폐, 해수, 폐열담해, 수종, 나력
비파나무열매. 피부미, 소화촉진
빈랑자. 건위, 소화, 복통, 변비, 구충제
빈방풍. 발한, 해열, 진통, 감기
빙어. 고단백 저칼로리, 노화, 발육
뻐꾹채. 해열, 유집분비, 항노화
사과. 항암, 변비, 폐, 혈압, 뇌졸중, 잇몸, 비타민 C
사군자. 소화불량, 설사, 구충
사삼. 기침, 진해 거담, 강장제
사상자. 발기부전, 생식기가려움증, 수렴성소염
사인. 비위, 소화, 설사, 명치통
사철나무. 강장, 이뇨, 신체허약

사향. 진정, 진경, 강심, 강장, 실신, 복통, 신경통, 폐결핵, 심장천식, 경련
산마늘. 강장, 이뇨, 해독, 소화, 구충, 풍습
산뽕순. 신경통, 고혈압, 부종, 보혈 강장, 기관지염
산사나무순. 고혈압
산사자. 소화불량, 만성설사
산삼. 보비익폐補裨益肺, 갈증, 정신편안, 식욕, 기력
산수유. 자양강장, 발기부전, 식은 땀, 빈뇨
산약 마. 자양강장, 식욕부진, 피로, 위허약, 당뇨
산조인. 신경강장, 진정, 최면, 불면, 다한증
산초山椒. 건위, 소염, 위, 구충제
산초나무. 위, 장, 구충, 해독, 식체, 이질
산치자. 소염, 지혈, 이담, 해열, 황달, 타박상
살구. 야맹, 변비, 진해, 거담, 폐, 췌장,
삼백초. 변비, 당뇨, 간, 암, 고혈압, 심장, 신장, 부인병
삼지구엽초 음양곽. 보신, 강양, 거풍제습, 불임, 발기, 반신불수, 류마티스마비통증
삼채. 해독, 항암, 항염, 항산화, 면역력, 콜레스테롤
삼칠근. 지혈, 소종, 진통 소염, 타박상, 요실금,
삽주싹. 불로장생, 위, 남녀선약
상기생. 진통 강장, 류마티스
상백피. 소염성 이뇨, 해열, 진해, 천식
상사화. 소종, 옴,
상치. 보혈, 빈혈, 당뇨, 불면증
상황버섯. 소화기항암, 부인병, 해독, 나무별로 10가지 버섯
새우. 간, 해독, 숙취, 항암, 항산화
샐러리. 비타민B_1 B_2, Na, Ca, 피부진정, 이뇨, 불면증(멜라토닌)

생강. 방향성 건위, 식욕증진, 혈액순환, 헛배부름, 두통, 건강은 배의 냉통, 사하

생강나무잎. 산후풍, 타박상, 어혈

석고. 해열, 진정, 소갈, 천식, 위통, 당뇨

석곡. 해열, 건위, 강장제, 발기부전,

석류피. 구충, 독성심함

석이버섯. 불로장생, 강장, 지혈, 위염, 항균

석창포. 건위, 거습, 소종, 타박상

선밀나무. 활혈, 경락유통, 진통

선복화. 건위, 기침, 거담, 진해, 이뇨,

선학초. 지혈, 지사, 소염, 강장

섬수. 강심, 진통, 소아경기, 심장병, 치아출혈, 악성종양

세신. 진해, 진통, 강정, 위내정수

소나무 새순. 불로장생

소두구. 방향성 건위, 향미료

소라. 숙취, 단백질, 심혈관, 다이어트

소루쟁이. 피부, 독성우려

소회향. 방향성 건위, 구풍 거담, 위질환, 복통, 산통

솔잎. 간, 위, 신경, 피부, 해독, 자양강장, 혈관, 노화, 당뇨, 항암

송담. 당뇨, 항산화, 항암, 호흡기, 뼈

송어. 고단백 저지방, 면역력, 뇌, 빈혈

송이버섯. 항암, 위, 장, 피부, 면역, 변비

송진. 장수, 나병, 피부, 기관지, 종기 바름, 중풍

쇠뜨기. 피로, 강장, 독성우려있음

쇠무릎. 각기, 정혈, 보익, 관절 통풍, 이뇨, 신경통, 담혈, 두통

쇠비름. 저혈압, 대장염, 변비, 관절염, 대하, 설사

수박. 이뇨, 소염, 해열, 수종, 복수, 씨는 강장
수수. 기침, 가래, 폐렴, 비위 소화, 피부
수세미. 기침, 항염, 아토피, 습진, 다이어트, 기관지, 피부, 오십견
수영. 위장, 관절
순무. 혈액순환, 피부미, 기미, 동맥경화
순채. 이뇨
숭어. 콜라겐, 피부, 기력, 혈관, 시력, 빈혈
승마. 해열, 해독, 항염, 감기, 치질
시금치. 보혈, 류마티스, 통풍, 심장병, 간, 저혈압, 야뇨, 당뇨, 치질, 냉증
시호. 해열, 진통, 소염, 간, 황달, 보양
식초. 60여종 유기산, 아미노산, 간, 면역, 피로, 익혈, 혈액순환, 뼈, 정장
신곡. 자양, 소화, 식욕부진
신선초. 빈혈, 고혈압,
십약. 해열, 해독, 변비, 축농증, 화농증
싸리버섯. 동맥경화, 항암, 항균, 다이어트
싸리나무. 해열, 이뇨, 폐, 골다공증, 기침, 신장경화증
싸리순. 두통, 피부병
쌀. 위, 설사, 콜레스테롤, 완벽한 영양(나이아신만 부족)
쌀겨. 항암, 혈관 콜레스테롤, 항산화 토코페롤, 장
쑥. 위장, 모세혈관, 생리통, 냉증, 빈혈, 대하, 간, 황달, 통증, 천식, 치질
쑥갓. 변비, 피부, 다이어트
쑥부쟁이. 해독, 감기, 기관지염, 편도선염, 향기로움
씀바퀴. 항암, 항스트레스, 항알레르기, 노화방지
아마씨. 항암, 항산화, 혈당, 콜레스테롤, 뇌기능, 탈모,
아몬드. 노화예방, 항암, 혈관질환, 심장, 뇌졸중, 골다공증, 다이어트
아슈와간다. 항암, 장수, 피로회복, 두뇌, 갑상선

아스파라거스. 비타민A C, 칼슘, 칼륨, 철분, 엽산, 항산화, 아스파라긴산(숙취)
아욱 동규자. 이뇨, 해독, 활장, 수종
아출. 방향성 건위, 흥분, 구풍, 진통, 소화불량, 산통
안식향. 거담제였으나 지금은 향료로 사용
알로에. 소화기관, 치질, 피부, 콜레스테롤
애엽. 지혈, 진통, 대하, 복통
앵두. 심혈관, 뇌졸중, 고지혈, 빈혈, 해독, 노페물
앵피. 해독, 진해제, 기침, 천식, 피부병, 홍역
야관문. 간, 신장, 소종, 정력, 남요실금
약콩 쥐눈이콩 서목태. 소염, 어혈, 신장, 혈액순환, 노폐물제거
양기석. 남자양위, 요슬냉비
양파. 뇌졸중, 고혈압, 동맥경화, 지방분해, 해독, 항암, 자양강장, 당뇨, 노폐물제거
양배추. 항궤양, 지혈, 이뇨, 해독, 소화
어성초. 이뇨, 배농, 소옹, 청열
억새풀. 이뇨, 진해, 해독
얼레지. 위염, 구토, 화상
엄나무순. 종기, 암, 관절염, 신경통
엉겅퀴. 어혈, 정력
여주. 간, 부종, 당뇨
연교 개나리열매. 소종산결, 항균, 항염, 혈압, 지혈, 간, 해열, 이뇨
연근. 강장, 지혈, 기침, 진정
연잎. 혈관, 항산화, 흑발로
연자육 연열매. 해독, 혈당, 소화장애, 다이어트, 수면장애

연전초. 허약체질, 당뇨, 신장염, 설사
연호색. 진통 통경, 두통, 가슴앓이, 복통, 월경통
엿기름. 소화, 구토, 설사
영양각. 해열, 진경, 고혈압, 뇌일혈
영지버섯. 강장, 신경쇠약, 불면증, 소화불량, 항암, 기관지염
오가피. 해독, 콜레스테롤, 혈당, 신경장애, 지구력, 뇌피로, 눈귀밝게, 성기능, 기력
오동나무. 타박상, 종기, 피부, 담석증, 항염
오렌지. 감기, 통증, 지구력
오리나무. 주독, 간, 심장, 항바이러스, 출혈, 항산화
오매烏梅. 해열, 진해, 거담, 회충구충
오미자. 자양강장, 진해, 기관지염, 천식, 설사
오배자. 지혈제, 기침, 당뇨, 하혈, 혈변, 다한
오수유. 온성의 건위, 이뇨, 진통, 냉증, 구토, 통증, 살충제
오이. 항산화, 해독, 체중조절, 변비, 혈당강하, 뼈, 뇌, 심장, 피부
오이풀. 지혈, 청혈, 해독, 금창, 화상
오징어. 타우린, 고단백, 뇌, 혈액순환
옥수수. 대장, 다이어트, 고혈압, 충치, 시력, 신장, 부종, 체력
옥수수수염. 부종, 고혈압, 심혈관
옥죽. 소염성자양, 강장제, 허약체질, 다한, 당뇨
올리브. 노화, 뇌졸중, 항염, 심장질환, 다이어트, 당뇨
옻나무. 어혈, 살균, 항암, 항염, 방부, 살균, 신장, 위, 뼈, 냉증
와사비. 향신료 일본
와송. 항암, 뇌졸중, 치매
완두콩. 골다공증, 위, 이뇨, 동맥경화
왕골. 강장

왕불류행. 지혈, 진통, 통경의 부인병

용골. 진정, 불면증, 정신불안

용담. 건위, 소염, 염증, 요도염, 류마티스

우산나물. 거풍 제습, 해독, 활혈, 소종, 진통

우슬. 어혈, 각기, 관절염, 중풍, 이뇨, 생리불순

우엉. 발한제, 종자는 부기이뇨에, 독충해독, 배변

우황. 강심, 진정, 해열, 해독, 심장, 빈혈,

운지버섯 구름버섯. 항암, 콜레스테롤, 간, 기침, 인후종통

울금. 방향성 건위, 이뇨, 담석증, 황달

웅담. 진경, 강심, 해독, 건위, 담즙분비, 경기, 열통, 뇌막염, 간

원지. 거담제, 빈혈증, 불면, 병후회복

원추리. 자양강장, 피로회복, 주독 특효

월계수. 항염, 방부, 당뇨, 진정, 항산화, 노폐물, 모발, 비듬

위령선. 진통, 신경통, 류마티즈, 통풍, 근육통, 요통

유근피 느릅나무. 기관지, 기침, 비염, 항염, 이뇨, 통증

유도화 협죽도. 강한독성 청산가리보다 강, 강심, 이뇨, 지통, 거담

유자. 해독, 뇌, 심혈관, 뼈

유채. 소종, 어혈

유황. 항암, 항염, 관절, 피부, 강정, 혈관, 통증

육두구. 흥분제, 구풍, 향신료

육종용. 강장강정, 발기부전, 유뇨, 허리 무릎냉통, 대하, 방광출혈, 신장출혈

은행. 노화방지, 피부, 항암, 혈관질환, 폐, 탈모,

은행나무잎. 혈액순환, 뇌, 치매, 이명, 폐

의이인. 이뇨, 배농, 소염, 진통, 사마귀, 소름끼침, 류마티스

이질풀. 건위 정장, 소염, 설사 종기, 피부병, 살균

익모초. 혈액순환, 어혈, 자궁수축력, 생리통, 대하, 이뇨
인동초. 결막염, 인두염, 편도선염, 위궤양, 대장염, 방광염
인삼. 허약자, 소화불량, 구토, 흉터, 식욕부진, 자양강장
인진쑥. 간, 수족냉증, 피부, 다이어트, 황달
잉어. 이뇨, 보양, 혈액순환, 간,
자근. 해열, 해독, 항염, 궤양, 종양, 화상, 습진, 수포
자두나무. 가슴답답증, 당뇨소갈증, 기침, 변비, 어혈
자라. 체력보강(단백질 아미노산 미네랄)
자리공. 이뇨, 소종
자몽. 혈관질환, 콜레스테롤, 다이어트
자소자. 해열, 진해, 진통, 해독, 기관지염, 위장염
자운영. 해열, 해독, 종기, 이뇨
자작나무. 이뇨, 진통, 해열
작두콩. 항염, 치질, 축농증
작약. 진통, 복통, 손발동통, 이뇨, 부인질환
잔대. 보음, 청폐, 거담, 기침, 혈압, 백종해독
잠자리 상표초. 강음, 삽정, 몽정
잣. 강장, 혈관, 뇌, 변비, 노화방지
장구채. 활혈, 월경불순, 인후종통, 중이염
장어. 혈액순환, 정력, 위
적석지. 지혈, 설사, 하혈, 황달
적소두. 해독, 각기, 이뇨, 설사, 종기
전복. 성인병, 기력, 콜레스테롤
전호. 해열 거담, 기침 가래
제절초. 타박상, 근육통, 상처
제첩. 간, 황달, 이뇨, 해독, 해열, 기력, 필수아미노산 메티오닌

제피나무 초피나무. 향신료, 소화, 강장, 해수, 치통, 피부염

조. 혈액순환, 혈당, 알레르기외용, 위산이상

조구등. 진정진통제, 정신불안, 류마티스

조기. 소화, 피로, 비타민 A B D, 철분

조릿대 산죽. 항암, 간, 이뇨, 피부미, 신경쇠약, 방부, 혈당, 혈압, 심장, 해열, 해독

조뱅이. 감기, 지혈, 강장, 이뇨, 대하, 항균, 혈압강하작용

주꾸미. 타우린, 피로, DHA, 두뇌, 혈관, 항암

주목. 이뇨, 지갈, 통경, 혈당

죽순. 정장, 변비

죽절인삼. 거담, 해열, 건위

쥐손이풀. 화농성종양, 타박상, 장염, 이질, 류마티스경련마비

지골피. 해열, 강장, 폐결핵, 기침, 토혈, 다한

지네. 어혈, 관절염, 신경통, 벌 뱀독 해독, 구충

지실. 비위, 아토피, 식체, 변비

지치. 화상, 습진, 단독, 옹양, 황달, 활혈

지칭개. 청열, 해독, 출혈, 골절

지황. 보혈, 강장, 해열, 빈혈, 허약

진달래꽃. 출혈, 타박상, 류마티스

진득찰. 중풍, 종양, 골통, 반신불수, 구안와사, 생잎은 뱀 벌독에 외용

진주. 해열, 진정, 자양강장, 유정, 거담, 진해, 폐결핵

진피. 식욕부진, 구토

질경이. 만병, 천식, 눈, 위, 부인병, 심장, 신경, 두통, 뇌질환, 축농증, 변비, 출혈

짚신나물. 대하, 고혈압, 해수, 장출혈, 안질, 강장, 강심, 구충, 독성우려있음

찔레순. 피부윤택

차가버섯. 유방암, 폐암, 위암

차전자. 소염, 이뇨, 안질, 설사, 신염, 방광염, 요도염

차전초. 진해, 이뇨, 지혈, 위, 고혈압

차조기 붉은 깻잎. 방부, 이뇨, 식욕, 발한, 건뇌, 진정

참깨 효마자. 근육, 뼈, 간, 오장기능, 뇌졸중, 심장병

참나물. 고혈압 중풍 예방, 신경통, 대하, 지혈, 해열

참당귀순. 팔다리허리 냉증, 생리통, 두통, 빈혈, 고혈압, 관절신경통

참외. 항암, 노화, 식중독, 피부, 빈혈, 진해, 거담

참외꼭지 과체. 해독, 간, 황달 콧속, 붓기, 독성

참취. 기혈, 통증, 향기

창이자. 해열, 발한, 두통, 비염, 류마티스, 기름으로 짠 것은 가려움

천궁. 보혈강장, 진통제, 빈혈, 냉증, 생리불순

천마. 중풍, 고혈압, 두통, 반신불수, 스트레스

천문동. 자양 강장, 진해, 기침, 폐렴, 기관지염, 신우신염, 이뇨

천일염. 지혈, 항염, 폐, 인사불성, 지사, 소화, 탈모, 구취, 탈항, 탈장

천일홍. 간, 산결, 나력, 해수, 이질, 창상

천화분 하늘타리. 당뇨, 유산(독), 배농소종, 종양, 타박상

청미래덩굴순. 종독, 화상, 근육마비, 설사, 이질

초석잠. 뇌, 치매, 기관지염, 감기

총백 파흰부분. 강장, 간, 장, 감기, 항균, 보열

취나물. 골다공증, 염분배출, 소화, 노화,

측백나무. 백발을흑발, 고혈압, 중풍, 자양강장

치자열매. 위염, 심장, 이뇨, 황달, 소갈

치커리. 콜레스테롤, 골다공증, 탈모, 안질환, 변비, 빈혈

칡순. 당뇨, 부종, 황달, 설사, 주독, 고혈압, 협심증, 두통

침향. 진정제, 간질병, 각기
커피. 이뇨, 신장, 우울증, 치매, 간, 졸음, 다이어트
컴프리. 보익, 고혈압, 진정, 독성우려있음
케일. 항암, 대사증후군, 케르세틴, 설포라판
콜라비. 골격, 치아, 비타민 B, 비타민 C, 오메가 3, 안토시아닌
콜리플라워. 면역력(칼슘 칼륨 미네랄 엽산), 비타민 C, 항암
콩나물. 숙취, 빈혈, 소화, 면역력, 신진대사, 다이어트
클랜베리. 심장질환, 방광염, 항암, 담낭질환
클로렐라 민물녹조류. 조혈, 간, 신장, 콜레스테롤, 중금속배출, 골다공증개선
키위. 혈전저하, 소화, 혈압, 시력,
택사. 이뇨, 방광염
탱자. 심혈관, 소화, 폐, 식중독, 변비, 피부, 뼈, 간, 항염, 진정
토란. 해열, 배설, 진통, 종기
토마토. 소화, 보혈, 강장, 결핵, 냉증, 빈혈, 각기병, 위, 간, 고혈압
토복령. 해독, 이뇨, 만성피부질환, 수은중독피부염, 임질 매독
토사자. 강장강정, 발기부전, 유정, 요통
톳나물. 칼슘, 인, 철, 칼륨, 요소
파. 항암, 혈관, 위, 당뇨, 피로, 항염
파래. 항궤양, 해독, 위 십이지장궤양
파인애플. 소화, 갑상선염증, 항산화, 중금속 해독, 시력
파프리카 피망. 기미, 주근깨, 여드름, 염증성피부
팥. 영양, 보혈, 빈혈, 냉증, 신장, 당뇨, 두통
패모. 진해 거담, 배농, 기침, 목마름, 어지러움
팽나무. 진통, 소종, 혈액순환
포도. 근육 뼈, 이뇨, 조혈

포공영. 해열, 소염, 건위, 이뇨, 안질, 인후염, 임질

표고버섯. 해열, 제암, 강정, 뇌졸중, 고혈압, 심장병

프로폴리스. 항암, 항염, 항산화, 면역, 방부(이집트), 104종 성분

피마자기름. 발모, 변비,

피마자잎. 사하제

피칸. 비타민E, 동맥경화, 뇌, 다이어트

하고초. 소염, 이뇨, 부종, 종기

하늘수박. 항암, 폐, 항염, 신장, 황달, 면역, 여성질환

하수오. 자양강장, 백발을 흑발로, 간, 신장, 심장

한련초. 근육, 뼈, 가려움증, 회춘, 치매

한삼덩굴. 해열, 이뇨, 건위, 방광염, 치질, 종기

한치. 심장질환, 간, 콜레스테롤, 타우린, 비타민E

할미꽃뿌리 백두옹. 뇌질환, 지혈, 진통, 건위, 소염, 신경통

함초. 뼈, 혈관, 항암, 뇌, 다이어트, 변비, 피로

합개. 보혈

해국. 이뇨, 방광염, 보익

해마. 강장, 발기부전, 복통, 남성호르몬

해바라기. 이뇨, 진해, 지혈

해바라기씨. 콜레스테롤(동맥경화), 엽산(혈액응고 동맥경화)

해삼. 칼슘, 칼륨, 철분, 알긴산, 요오드, 인, 항암, 뼈, 다이어트, 빈혈, 피부, 노화

해파리. 간, 소적, 소화, 폐, 기관지, 기침, 가래, 해열, 요오드

행인. 호흡곤란, 천식, 피부미

향나무. 해독, 거풍, 소종, 감기, 관절염, 종기, 습진

향부자. 진통 통경, 어혈, 신경 위 복통

향어. 강장, 지한, 이뇨, 소종

헛개나무순. 주독, 지방간, 간염, 간
현미. 혈관, 변비, 다이어트
현삼. 자양강장, 심장, 당뇨, 고혈압, 폐, 피부, 항염
호두. 동맥경화, 폐, 강장, 장염, 식욕억제
호랑이가시나무 구골엽. 간, 신, 기혈,
호마자. 자양강장, 해독, 염증, 부스럼
호박. 부종, 간, 피로회복, 불면증, 면역력, 다이어트, 췌장기능
호박씨. 두뇌, 뼈, 피부, 비염, 성인병예방, 다이어트
호장근. 이뇨, 생리불순, 타박상, 화상, 류마티스
호채자. 건위, 소화불량, 홍역
호초胡椒**.** 건위, 소화불량, 설사, 복통, 구풍
홍설차. 비만, 아토피, 항암, 고지혈증, 피로
홍어. 관절, 다이어트, 혈관, 위염, 숙취, 간, 피부
홍차. 숙취, 소화, 항균, 다이어트, 노폐물, 치아, 항암
홍합. 뼈, 근육, 해독, 간, 신장
홍화. 통경, 부인병, 냉증, 혈액순환
화분 꿀. 빈혈, 스테미너, 지방간,
화살나무. 암, 당뇨, 가위눌림
환삼덩굴. 고혈압, 폐, 독성이 있음
황금. 소염, 해열, 설사
황기. 늑막염, 폐, 나병, 강장 보익, 이뇨, 항신염, 항균, 간보호
황련. 소염, 살균, 정신불안, 출혈
황정. 자양강장, 허약자, 폐결핵기침, 당뇨 소갈, 혈당과다
황칠나무. 간, 항암, 콜레스테롤, 알레르기조심
후박. 건위, 정장, 복통, 신경통
후추. 비만억제, 소화, 보존제

흑미. 항산화(안토시아닌), 눈, 고혈압, 면역력, 변비, 다이어트, 항암

흑임자 검은깨. 발모, 강장, 강정, 결핵, 폐, 위, 신장, 심장

훙거. 향신료, 소화, 강장, 혈액순환

히비스커스. 혈압, 체지방, 피부, 면역, 신장, 콜레스테롤

2. 먹을 수록 인체에 해로운 식품

고비. 심장근을 마비시키며 구토, 설사, 시력장애, 중추신경의 장애가 올 수가 있다.

고사리. 복부에 혹이 생기며 각력 脚力이 약화되어 보행곤란을 초래한다. 성기능 감퇴, 음경축소, 탈모, 복부창만 등이 발생할 수가 있다.

관중. 심근을 마비시키고 구토, 설사, 시력장애 등이 발생할 수가 있다.

꽁애장군. 봄나물에 섞여들어오기 쉬우며 기절할 수도 있다고 한다.

봉침. 말기암 환자 등 면역력이 약한 사람들이 봉침을 맞게 되면 생명이 위태로워 질 수 있다.

삿갓나물. 나력, 경기, 뱀독 등에 약제로 사용하였으나 독초이다.

애기똥풀. 진통, 진해, 이뇨의 해독이 있어 위의 동통, 황달, 수종, 뱀, 벌레 물린데 치료약제로도 사용되며 민간에서는 옻나무 독을 푸는데 사용하기도 하나 부작용으로 경련, 염증, 뇨혈, 변혈, 안구수축, 마비, 혼수, 호흡마비 등이 올 수 있다고 한다.

은방울꽃순. 먹으면 죽을 수가 있다고 한다. 산마늘 순과 비슷하다고 한다. 습지에 군락을 이룬다고 하니 주의를 요망함.

장수말벌술. 독이 강하여 많이 마시면 목숨도 잃는다. 피부에 발진이 나고 가렵고 간이 상한다.

참죽나무. 많이 먹으면 의식불명이 되어 만성병자는 특히 주의하여야 한다고 함.

피마자잎. 구토, 복통, 설사, 의식마비, 수족냉증을 일으킨다고 한다.

암 쉽게 낫는다 - 양생선인

지은이 | 정세영

불기 2566년 7월 15일
초판 1쇄 2022년 7월 15일

펴낸이 | 길명수
펴낸곳 | 배문사
출판등록 1989년 3월 23일, 제10-312호
주소 서울시 서대문구 경기대로 76
전화 (02) 393-7997
팩스 (02) 313-2788
e-mail pmsa526@empas.com

편집 인쇄 위즈프린팅

ⓒ 정세영, 2022

ISBN 979-11-978676-4-4(03510)

값 15,000원